U0110770

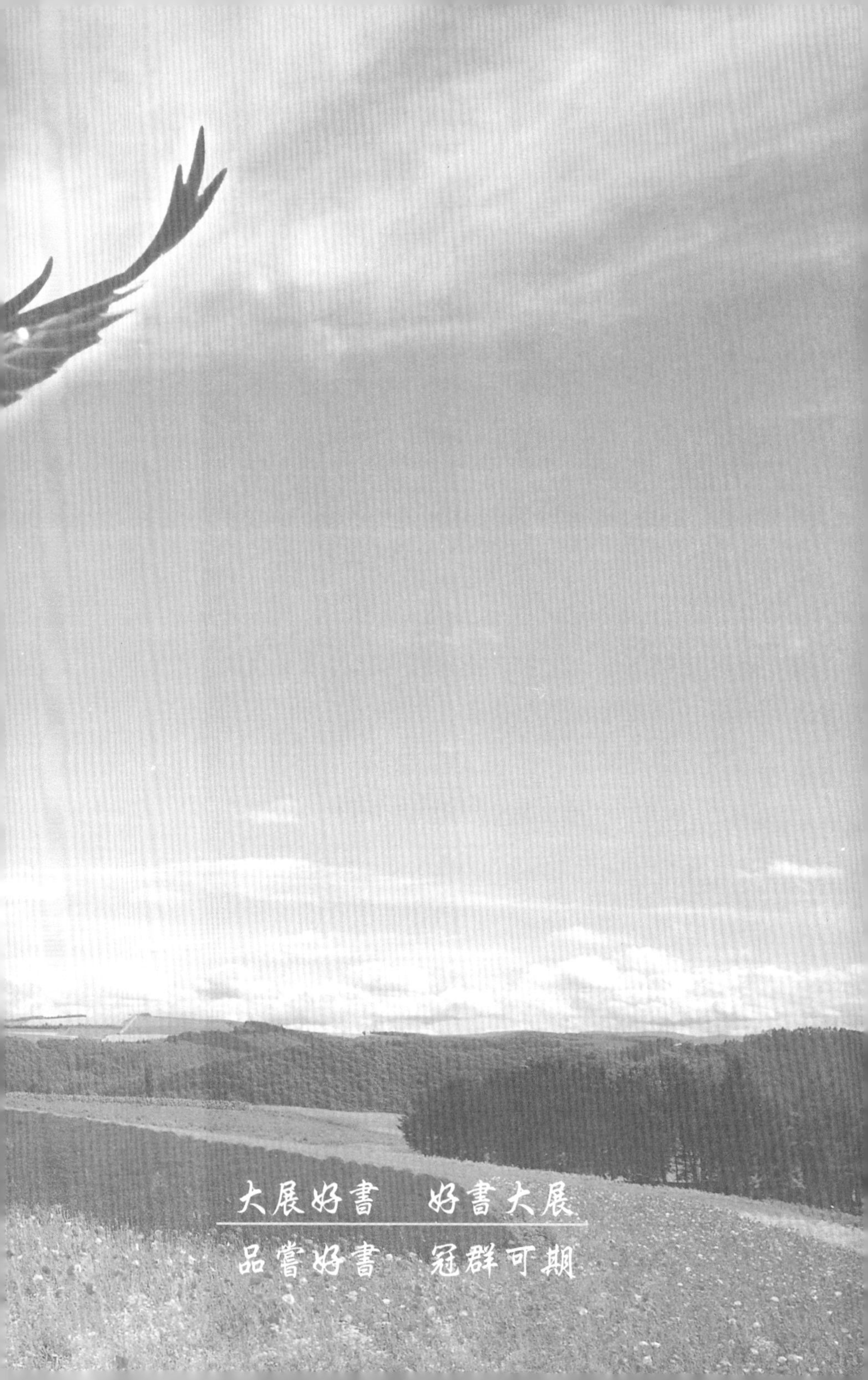
大展好書　好書大展
品嘗好書　冠群可期

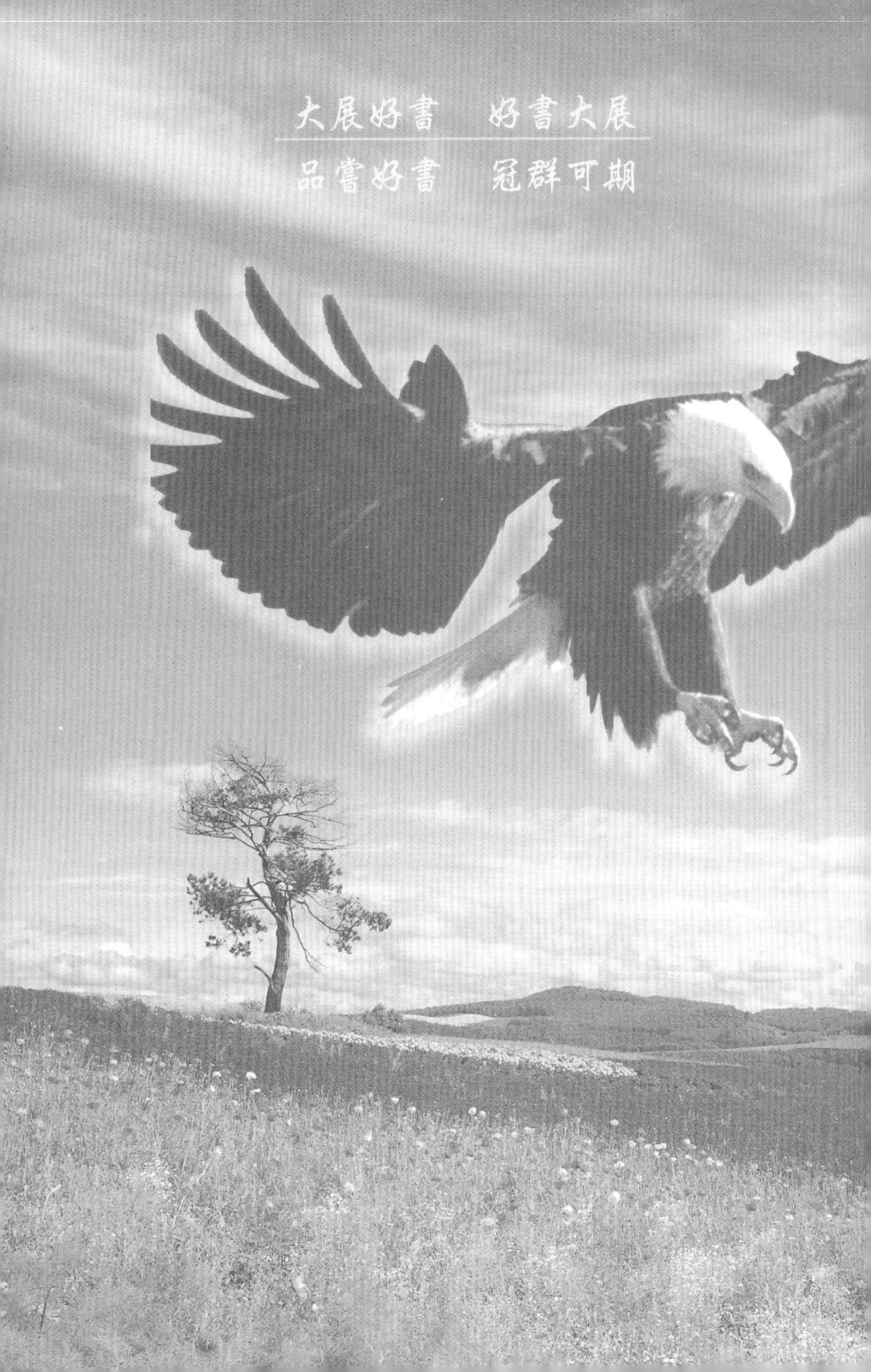
大展好書　好書大展
品嘗好書　冠群可期

健康加油站35

郭武備 編著

怎樣配吃最健康

——不可錯配的食物

大展出版社有限公司

寫在前面

民間有關食物相剋的說法很多，譬如：蟹與柿子同食會肚痛、牛肉栗子同食會嘔吐、蜂蜜洋蔥同食傷眼睛、蜂蜜豆腐同食致耳聾、雞蛋糖精同食可能致命等等，此外，還有人認爲甲魚與莧菜、花生與黃瓜同食也會中毒，等等。

食物相剋，有人相信，有人不信。但是，生活實踐證明：食物相剋從科學的角度來說是有其道理的。

中醫食療理論認爲，食物具有寒、涼、溫、熱四氣和鹹、酸、甘、苦、辛五味等食性；而人的體質有寒、熱、虛、實之分。

如果將食性完全相反的兩種食物同時食用，可能會相互抵消其食療效果。例如溫、熱性的狗、羊肉就不能與寒、涼性的綠豆、西瓜同食；不同體質的人吃不同食性的食物也會有不同的反應，例如脾胃虛寒的人吃苦瓜、西瓜、綠豆等寒涼性食物時可能引起腹瀉拉稀；相反，體質偏熱者若進食生薑、胡椒、酒等溫熱性食物，則無異於「火上澆油」。

食用相剋食物後，有人反應輕微，甚至無任何反應，這並不代表這種現象不存在，事實上，有許多人在食用或接觸相剋食物後會出現中度、重度不適反應，甚至引起中毒，危及生命。

部分食物相剋的說法，已爲醫學界所認同；另有一些食物相剋的例子，也僅僅是民間的流傳，尚未得到有力的佐證。即使眞的吃了被科學證實的確存在的相剋食物，有人有症狀，有人無症狀。這裏主要是由於以下幾種情況：一是有人抗病力強，有人抗病力弱；二是有人食用得多，有人食用得少；還有人同時食用了三種以上互剋食物，沒顯示出相剋的反應。但不管怎樣說，食物相剋的說法是有其一定的科學依據的，並非民間杜撰。

民間的傳說也是百姓在長期生活中得出的經驗，也値得重視。對食物相剋的說法不屑一顧的態度是不對的，也是不尊重科學的生活態度。

對於食物相剋，還是「寧可信其有，不可信其無」，對「相剋食物（不可錯配的食物）」還是儘量小心謹愼些，不食或少食爲好。

作者

作者簡介

郭武備，科普作者，一九四七年生於黃河岸邊的河南鄭州，一九六八年始在醫院從事食品衛生工作，結合實踐編著了《蔬菜營養與烹飪技巧》、《蔬菜營養百吃》、《學大廚調味》、《越吃越長壽》、《越吃越苗條》、《越吃越性福》、《越吃越聰明》、《怎樣生個健康的孩子》、《當代青年生活大世界》、《戰傷自救互救》、《家庭用藥指南》、《祝你健美》等三十餘部科普讀物，先後被金盾出版社、科學出版社、中國青年出版社、中國環境科學出版社、中國農業出版社、中國三峽出版社、大展出版社有限公司、湖北科學技術出版社、濟南出版社、河南科學技術出版社、中原農民出版社等出版發行。

目錄

肉蛋類

自古以來，肉蛋在人類的膳食中就佔有重要的地位，因為它們是動物蛋白、脂肪的主要來源，中醫稱之為「血肉有情之物」，對人體有極高的營養價值。

由於在生物進化與物種演變的過程中，各自所處的生態環境和生活條件的不同，這就決定了畜禽的品種複雜，秉性各異。從中醫角度來講，畜禽肉類，各有其食物藥性，也就是說，它們對人體而言，有寒熱溫涼之分，也有滋陰壯陽之別。於是在共食同餐之時，就不得不考慮它們的合理配伍與食物相剋了。凡性質相反或功能相反的食物最好不要同烹或同食；凡大寒與大寒，大熱與大熱的食物最好也不要同食。

偶爾或短期內食之也許無妨，若多食久食，必然有害，因為人體的調節能力畢竟是有限度的。特別對於有陰陽偏盛素質的人們，其不良作用可能格外明顯。

一、豬肉

豬又名豕、豚等，屬豬科動物。林氏小說云：「豕食不潔，故謂之豕。」宋代蘇頌謂豬「食物至寡，故人畜養之，甚易生息。」李時珍亦道：「豬，天下畜之，而各有不同。」

豬肉是我國人民的蛋白質和脂肪的最大來源之一，據營養學分析，豬的瘦肉和肥肉分別含水分百分之五十三和百分之六，蛋白質百分之十六・七和百分之二・二，脂肪百分之二十八・八和百分之九十・八。

豬肉又是磷和鐵的豐富來源，肉中結合的鐵容易被人體吸收，其他微量元素如鉻、鈷、銅、鋅、錳、硒、矽、氟等也都含有，特別是在某些內臟中，含量較多。在維生素中主要是含脂溶性維生素，如A、D、E、K等，基本不含水溶性維生素，但含有維生素B_6和硫胺素。豬肉中所含的鋅和銅都是少年兒童智力發育所不可缺少的元素。

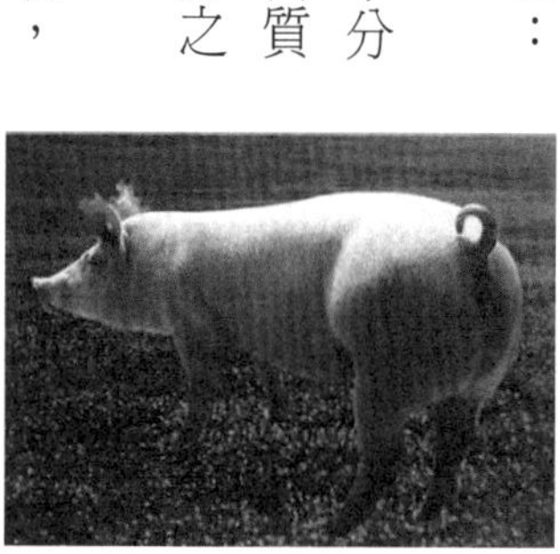

豬肉性味甘、鹹、平，歸脾、胃、腎經。適宜陰虛不足，頭暈，貧血，老人燥咳無痰，大便乾結，以及營養不良者食用；適宜婦女產後乳汁缺乏，尤以豬蹄或豬骨為好；適宜青少年兒童食用。《千金食治》：「豬肉宜腎，補腎氣虛竭。」《本草備要》：「豬肉，其味雋永，食之潤腸胃，生津液，豐肌體，澤皮膚。」

對濕熱偏重、痰濕偏盛，舌苔厚膩之人，忌食豬肉；患有冠心病、高血壓、高血

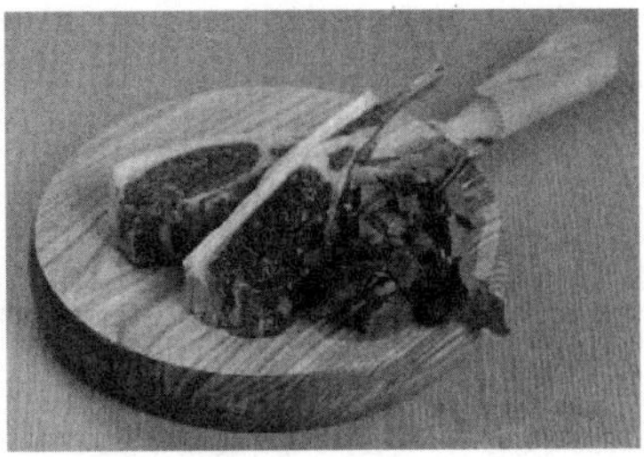

脂和肥胖者，忌食肥豬肉，它含的脂肪是一種飽和脂肪酸，能促進人體血漿中膽固醇增高，對這類病人不利；豬肉忌與烏梅、大黃、桔梗、黃連、首烏、蒼耳、吳茱萸、胡黃連等中藥以及龜肉、羊肝、馬肉、甲魚一同食用。

根據前人經驗，豬頭肉為動。風發疾之物，凡有風邪偏盛之人忌食豬頭肉。

《本草經集注》：「服藥有巴豆，勿食豬肉。」《滇南本草》：「反烏梅、大黃等。」

《本草綱目》：「反烏梅、桔梗、黃連、胡黃連，犯之令人瀉痢，及蒼耳，令人動風，合百花菜，吳茱萸食，發痔疾。」

《隨息居飲食譜》：「一切外感及哮嗽、瘧、痢、痧、疸、霍亂、脹滿、腳氣、時毒、喉痹、痞滿、癥瘕諸病，切忌之，其頭肉尤忌。」

《本草備要》：「豬肉，多食則助熱生痰，動風作濕，傷風寒及病初癒人為大忌耳。傷寒忌之者，以其補肌固表，油膩纏黏，風邪不能解散也。病初癒忌之者，以腸胃久枯，難受肥濃厚味也。又按：豬肉生痰，惟風痰、濕痰、寒痰忌之·如老人燥痰乾咳，更須肥濃以滋潤之，不可拘泥於豬肉生痰之說也。」

梁代名醫陶弘景說：「豬，為用最多，惟肉不宜多食，令人暴肥，蓋虛肌所致也。」這與當今動物性食品過多造成「文明病」的理論是遙相吻合的。

朱震亨論：「以肉補陰，是以火濟水。蓋肉性入胃便作濕熱，熱生痰，痰生則氣不降，而諸症作矣。」

所以，陰虛血虛者、虛肥身體或痰濕盛者多吃豬肉無益。

●豬肉與豆類相剋

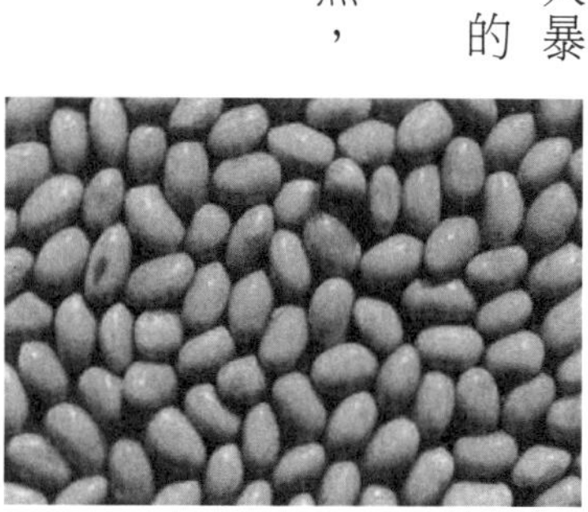

豬肉不可與豆類搭配同食，這一說法早在《金匱要略》、《食療本草》、《飲膳正要》中皆有記載。《金匱要略》云：「食大豆屑，忌噉豬肉」；吳謙注云：「大豆即黃豆，若同豬肉食之則閉氣，故忌之，小兒尤當忌之」；《食療本草》：「大豆黃屑，忌豬肉。小兒不得與炒豆食之，若食了，勿食豬肉，否則壅氣致死」；《飲膳正要》云：「大豆黃不可與豬肉同食」。

《本草綱目》中，大豆黃係大豆的粗加工製品。李時珍說：「用黑豆一斗，蒸熟鋪席上，以蒿覆之，如盦醬法，待上黃取出曬乾。」就是蒸熟經過發酵的大豆。其性甘溫，有除濕痹、壯氣力、潤肌膚、益顏色、填骨髓、補虛損等功效。

食。《金匱要略》、《食療本草》、《飲膳正要》、《本草綱目》皆言不可與豬肉同食。食則可致氣壅氣滯。經過發酵之豆尚且如此，至於一般豆類，自不待言。

從現代營養學觀點來看，豆類與豬肉不宜搭配，原因大致有以下幾點：

①豆中植酸含量很高，百分之六十至百分之八十的磷是以植酸形式存在的。它常與蛋白質和礦物質元素形成複合物而影響二者的可利用性，降低其利用效率。

②多酚是豆類的抗營養因素之一，它與蛋白質起作用，影響蛋白質的可溶性，降低其利用率。多酚不僅影響豆類本身的蛋白質利用，在與肉類配合時也影響肉類蛋白的消化吸收。

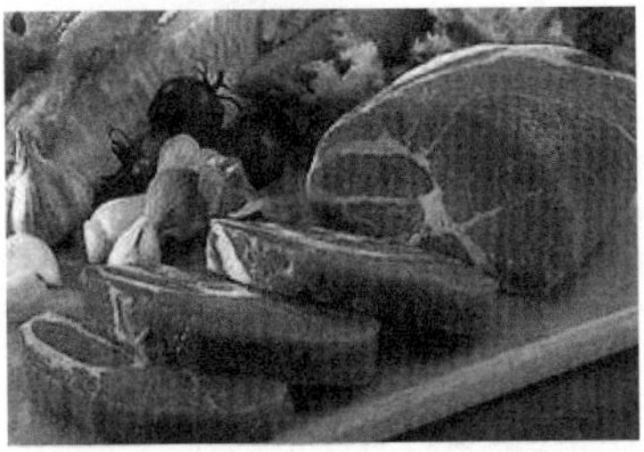

③豆類纖維素中的醛糖酸殘基可與瘦肉、魚類等葷食中的礦物質如鈣、鐵、鋅等成螯合物而干擾或降低人體對這些元素的吸收，故豬肉與黃豆不宜相配。

④豆中含有產氣的化合物——寡糖化合物如棉籽糖、水蘇糖和毛蕊花糖等，由於人體消化系統不分泌半乳糖苷酶，因而不能消化這些化合物。它們在大腸腔內由於細菌的作用，分解後產生大量氣體，加上消化不良等因素形成腹脹氣塞氣滯。所以，豬肉、豬蹄爪燉黃豆是不合適的搭配。

●豬肉與牛肉相剋

豬肉和牛肉相剋的說法由來已久。《本草綱目》：「豬肉合牛肉食生蟲」；《飲膳正要》指出：「豬肉不可與牛肉同食」；《金匱要略》：「牛肉共豬肉食作寸白蟲」。

這主要是從中醫角度來考慮，一是從中醫食物藥性來看，豬肉酸冷、微寒，有滋膩陰寒之性，而牛肉則氣味甘溫，能補脾胃、壯腰腳，有安中益氣之功。二者一溫一寒，一補中健脾胃，一冷膩虛人。性味有所抵觸，故不宜同食。

此外，牛肉微帶膻味，我國民間傳統配膳，將兩物同桌食用並不罕見，但從來沒有豬肉與牛肉同烹共煮的做法，這不僅是因為人們的飲食習慣問題，還因為二者的氣味實在也不宜混淆。

●豬肉與羊肝相剋

《金匱要略》云：「肉共羊肝和食之，令人心悶」；《飲膳正要》亦云：「羊肝不可與豬肉同食」；陶弘景曰：「羊肝合豬肉及梅子小豆食傷人心」。

這主要是因為羊肝氣味苦寒，補肝、明目，治肝風虛熱。「豬

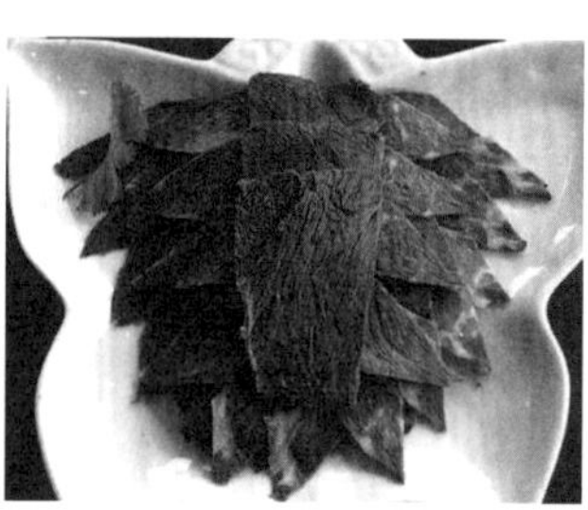

肉滋膩，入胃便作濕熱」，從食物藥性講，配伍不宜。羊肝有膻氣，與豬肉共同烹炒，則易生怪味，從烹飪角度講看，亦不相宜。

此外，羊肉帶有膻味，與豬肉共同烹炒，則會產生怪味，從烹調角度以及飲食習慣來看，二者也不相宜。

●豬肉與驢馬肉相剋

《金匱要略》記載：「驢馬肉合豬肉食之成霍亂。」，並對此條註為：「諸肉雜食，恐難消化，亂於腸胃，故成霍亂」；《日化諸家本草》云：「馬肉只堪煮食，餘食難消。」

按中醫食物藥性來看，驢肉性味甘涼，馬肉性苦冷而又小毒。可見驢馬肉均屬良性，且不易消化，豬肉肥膩，共食易致腹瀉。

所以，豬肉不宜與驢馬肉同食，否則不利於健康。

●豬肉與田螺相剋

夏天傍晚，旅行到一個地方最愛到夜市吃小吃。來一盆燉腔骨，再來一份炒田螺，喝上一瓶啤酒，那就是一個爽！

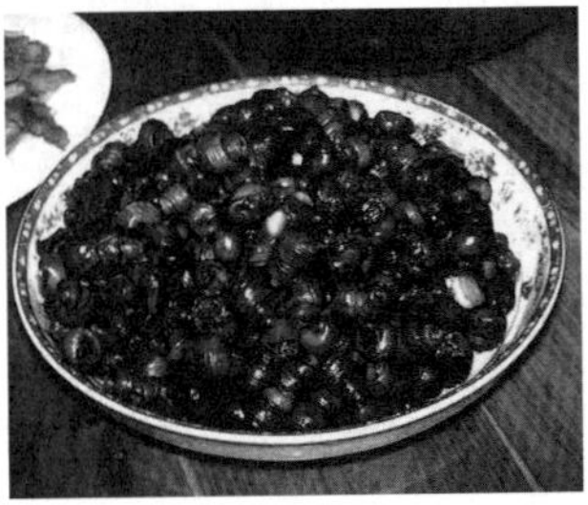

但這種搭配是錯誤的，因為豬肉酸冷寒膩，田螺大寒，二物同屬涼性，且滋膩易傷腸胃，所以，不適合同時食用。食則易脫毛髮。

解救：吃綠豆湯。

●豬肝與含抗壞血酸食物相剋

豬肝炒食或做湯不宜配大白菜、番茄、辣椒、毛豆等富含抗壞血酸的菜蔬。

抗壞血酸是一種己糖衍生物，其分子中的C_1與C_2位上形成內酯環，C_2與C_1位上兩個相鄰的烯醇式羥基極易解離而釋出H^+。這種烯醇式結構，具有很強的還原性質，很容易被氧化劑氧化而失去生理活性。

抗壞血酸在受熱受光時易被破壞，在酸性溶液中較為穩定，在中性及鹼性溶液中極不穩定。特別在有微量重金屬離子（如Cu^{2+}，Fe^{2+}等）存在時更易被氧化分解，即使是微量的銅離子，也能使抗壞血酸氧化速度加快一千倍。

豬肝中含銅鐵元素豐富，每一百克豬肝中含銅二・五毫克，鐵二十五毫克。這些元素能使抗壞血酸氧化為脫氫抗壞血酸，從而失去原來的功能。

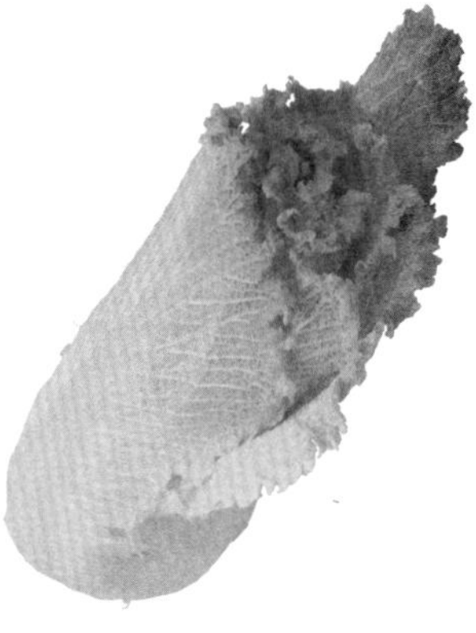

所以，豬肝不宜與富含抗壞血酸的蔬菜搭配炒食或煮湯，以免失去雙方原有的營養功效。

豬肝與菜花相剋

大家對「豬肝炒菜花」這個菜也許都不會感到陌生，無論是在家做飯還是下餐館，經常都會吃到這道菜。其實，豬肝不宜配菜花同食。

菜花中含有豐富的纖維素，豬肝中含有大量的鐵、銅、鋅等微量元素。而纖維中的醛糖酸殘基可與豬肝中的鐵、銅、鋅等微量元素形成螯合物，會降低人體對這些元素的吸收，從而失去了原本的營養價值。

所以，豬肝是不宜與菜花混合烹調或配炒的。

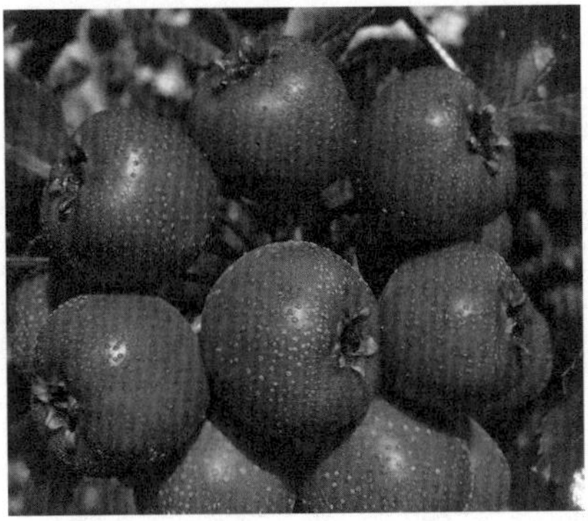

豬肝與山楂相剋

山楂含抗壞血酸豐富，豬肝含有較多的銅、鐵、鋅等金屬微量元素。抗壞血酸遇到金屬離子，則加速氧化，會使抗壞血酸和金屬都遭到破壞。

二、牛肉

牛肉富含蛋白質、脂肪、碳水化合物、鈣、磷、鐵、硫胺素、核黃素、煙酸等營養成分。牛肉蛋白質所含必需氨基酸很多，營養價值高。

牛肉所含蛋白質比豬肉多百分之三・三，比羊肉多百分之百；而含脂肪比豬肉少百分之十九，比羊肉少百分之十八・六，是高蛋白、低脂肪、營養成分易被人體消化吸收的食物。

牛肉性溫，味甘，微毒，能入脾、胃二經。具有健脾養胃、強筋壯骨、安中益氣、除濕消腫的功效。主治脾胃虛弱、水腫脹滿、腰膝乏力、筋骨不健等症。

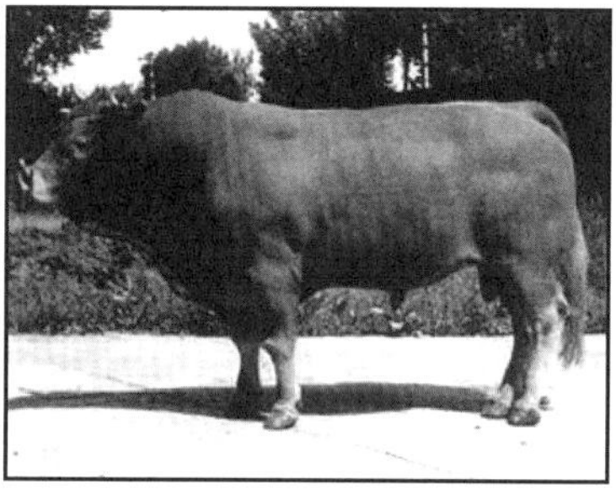

凡身體衰弱，或久病體虛，營養不良，筋骨酸軟，中氣下陷，氣短、貧血，面色萎黃，頭昏目眩之人，均宜食用；手術後的人，宜多飲牛肉燉汁，或用牛肉加紅棗燉服，能補中益氣，助肌肉生長，促進傷口癒合；體力勞動者、運動員等在繁重體力勞動或激烈運動前後，宜吃牛肉，對補充身體過多的消耗和幫助肌肉的生長很有幫助；在食慾不振，身體素虛，又不能進服其他補養藥時，亦宜先吃牛肉汁，或用牛肉一千克，砂仁、陳皮、桂皮各三克，生薑十五克，共燉熟後加鹽調味服用，久食能去除虛

弱，增進健康；對年輕產婦及失血引起的貧血，宜食牛肉，或用牛肉配以枸杞子、紅棗，補血功效更為顯著，這是因為牛肉中含有豐富的鐵質，有較好的補血作用。

《韓氏醫通》：「黃牛肉，補氣，與綿黃芪同功。」《醫林纂要》：「牛肉味甘，專補脾土，脾胃者，後天氣血之本，補此則無不補矣。」

感染性疾病發熱期間忌食。牛肉因含中等量的膽固醇，故高血脂患者忌食。

瘋牛病肉禁食；根據前人經驗，牛肉忌與韭菜一同食用；在民間，亦有群眾視牛肉為發物，對於患有濕疹、瘡毒、瘙癢等皮膚病者，應忌食，對患有肝炎、腎炎者，亦應慎食。《食經》：「黃牛水牛肉合豬肉及黍米酒食，並生寸白蟲，合薤食，令人熱病，合生薑食損齒。」

●牛肉與白酒相剋

用牛肉來下酒，是喜歡喝酒之人普遍的嗜好，喜歡喝酒的人也許都認為，牛肉是一道很好的下酒菜。其實不然，牛肉與白酒同時食用不是科學的。

牛肉與白酒同時食用會讓人容易上火。因為牛肉性溫，味甘，補氣助火；而白酒屬於大溫之品。如果將牛肉與白酒相配

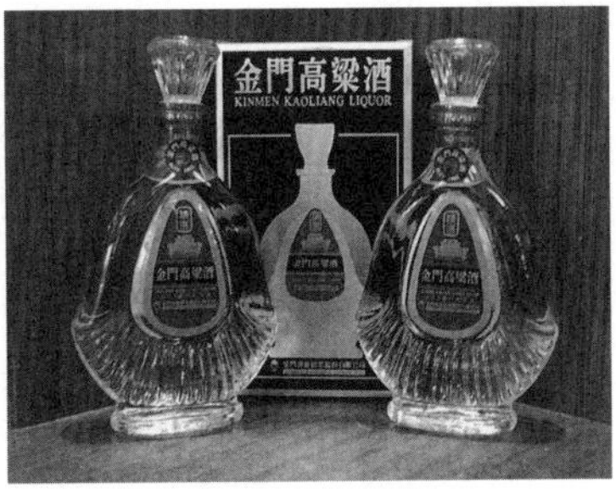

食用，就如火上澆油，讓人容易上火，甚至引起牙齒發炎、腫痛。

●牛肉與栗子相剋

牛肉與栗子既不宜同時食用，也不宜混合烹調或配炒。早在古籍《飲膳正要》中已有「牛肉不可與栗子同食」的記載。

牛肉性溫，味甘，補中益氣，補脾胃，壯腰腳；栗子甘醇而溫，益氣，厚腸胃，補腎氣。從中醫食物藥性來看，二者並無矛盾；但從營養成分來看，栗子除含有蛋白質、糖、澱粉、脂肪等營養成分外，還富含抗壞血酸，每一百克中高達四十毫克。此外，栗子還含有胡蘿蔔素、B群維生素和脂肪酸。

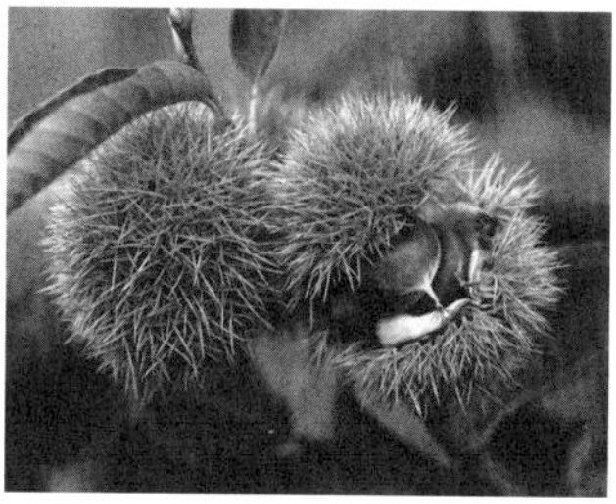

栗子中的抗壞血酸易與牛肉中的微量元素發生反應，削弱栗子的營養價值。而且，二者皆為不易消化之物，如將它們同燉、共炒食用，會讓人消化不良，引起滯氣、腹脹等不適症狀。

此外，有人還發現牛肉與栗子同吃會引起嘔吐。

所以，牛肉與栗子既不宜同時食用，也不宜混合烹調或配炒。如果有此飲食習慣者應改之，避之。

牛肉與薤相剋

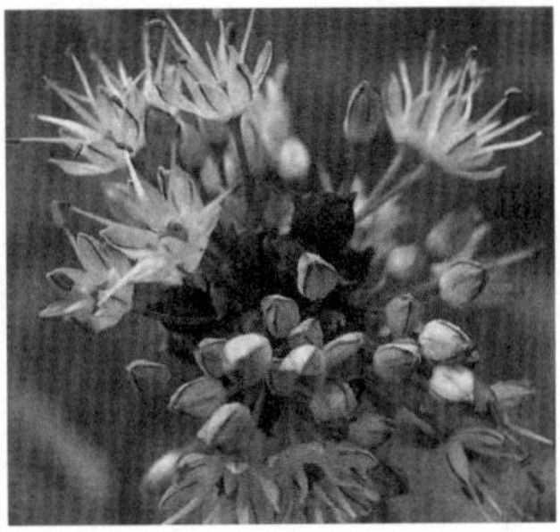

牛肉不可與薤等辛溫食物同食，恰如《本草綱目》記載：「牛肉合豬肉及黍米酒食，並生寸白蟲；合韭薤食，令人熱病，合生薑食損齒。」

因牛肉甘溫，補氣助火；而薤等食物皆大辛大溫之品。如果將牛肉配以薤等大辛大溫的食物烹調食用，就如火上加油，容易使人發熱動火，以致引起牙齒炎症、腫痛、口瘡等症。

所以，牛肉不宜與薤等辛溫食物同食，在日常飲食中應適當避忌為好。

牛肉與橄欖相剋

橄欖，又名青欖、青果、青子，果實為硬殼肉果，呈紡錘形，不論成熟與否，都呈青色，初食略有酸澀，久嚼後味轉清甜，滿口生津，餘味無窮。經蜜漬後香甜無比，是茶餘飯後的食用佳品。

牛肉不宜與橄欖同食，主要是橄欖含抗壞血酸豐富，據測定，橄欖抗壞血酸的含量是蘋果的十倍，梨、桃的五倍，含鈣量也很高，同食會引起身體不適。

●牛肉與田螺相剋

田螺是一種體外裹著一層錐形或紡錘形硬殼的軟體動物。具有豐富的營養和較高的飼用價值。

據測定，鮮螺的蛋白質含量高達百分之五十點一，其中賴氨酸占百分之二・八四，蛋氨酸含百分之二・三三，還含有豐富的維生素B群等。此外，田螺殼礦物質含量高達百分之八十八，其中，鈣占百分之三十七，鈉占百分之四。同時，還含有多種微量元素。

田螺性大寒，牛肉性溫，兩者搭配不易消化，會引起腹脹。

●牛肝與含抗壞血酸食物相剋

黃牛或水牛的肝臟，係一種優質的完全蛋白質食品。含蛋白質（百分之十八至百分之二十二）、脂肪、糖類，視黃醇高達一點八三萬國際單位，硫胺素、核黃素、抗壞血酸、維生素D、煙酸等含量也非常豐富。此外，尚含鈣、磷、鐵、銅等元素及多種酶。

牛肝性平，味甘，無毒，能入肝經。具有補肝明目、滋陰養血、育陽降逆之功效。主治肝血虛所致的頭暈眼花、夜盲、面色萎黃、肌肉消瘦、病後或產後血虛等症。

抗壞血酸是一種己糖衍生物，具有很強的還原性，很容易被氧化劑氧化而失去生理活性。特別是在有微量重金屬離子如 CU^{2+}、Fe^{2} 等存在時，極易被氧化分解。而牛肝中含銅、鐵離子豐富，所以極易使蔬菜、水果中的抗壞血酸氧化為脫氫抗壞血酸而失去原有的功能，減弱原有的營養價值。

所以，牛肝不宜與富含抗壞血酸的食品相搭配。

●牛肝與鮭魚相剋

《飲膳正要》中說「牛肝不可與鮭魚同食」。由於鮭魚肉中有複雜的生物化學成分，多食引起人體的不適之感；而牛肝中含有多種維生素、酶類和金屬微量元素。

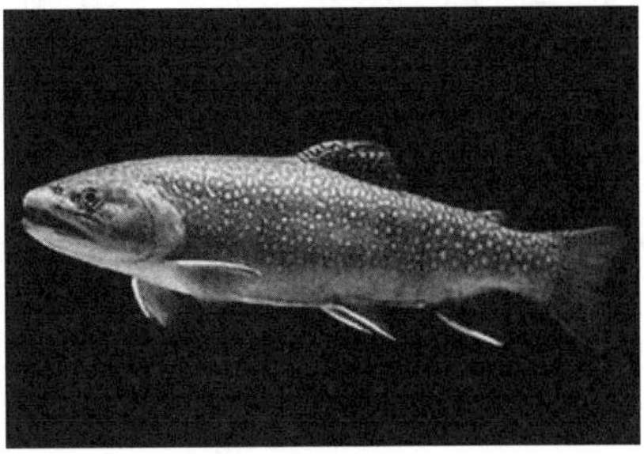

牛肝與鮭魚二者共食，可產生不良的生化反應，有害於人體。

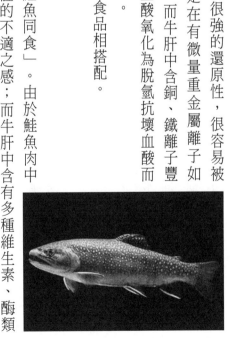

●牛肝與鯰魚相剋

牛肝不宜與鯰魚同食的說法由來已久。《飲膳正要》中說：「牛肝不可與鯰魚同食」；《本草綱目》：「鯰魚不可合牛肝食之，令人患風噎涎」；《食療本草》中孟詵云：「鯰魚無鱗有毒，勿多食」；蘇頌曰：「鯰魚寒而有毒非佳品也。」

這是因為，鯰魚肉中含有複雜的生物化學成分，多食易引起人體的不適之感；而牛肝中含有多種維生素、酶類和金屬微量元素。如果將二者混合烹調、配炒或共食，可產生不良的生化反應，有害於人體。

所以，牛肝不宜與鮎魚同食。

三、羊 肉

羊肉含有豐富的蛋白質、脂肪、碳水化合物、鈣、磷、鐵、胡蘿蔔素及硫胺素、核黃素、煙酸等成分。羊肉所含蛋白質高於豬肉，所含鈣和鐵也高於牛肉和豬肉，而膽固醇含量卻是肉類中最低的。

羊肉性溫，味甘，無毒。能入肝、胃二經。

羊肉具有補虛祛寒、溫補氣血、益腎補衰、開胃健力、補益產婦、通乳治帶、助元益精之功效。主治腎虛腰疼、陽痰精衰、病後虛寒、產婦產後火虛或腹痛、產後出血、產後無乳或帶下等症。

適宜五勞七傷虛冷者食用；適宜氣管炎咳喘者食用；適宜胃寒反胃，朝食夜吐，夜食朝吐者食用；適宜中老年身體虛弱，陽氣不足，冬天手足不溫，畏寒無力，腰酸陽痿之人食用；適宜婦女氣血兩虛，形體消瘦，或產後貧血，體質虛弱，脘腹覺冷，自汗或虛汗不止，或產後體虛奶少，乳汁不下，以及新產後，以羊肉濃湯食用；適宜冬季進補食用，不但可以增加熱量，抵禦風寒，補養氣血，還能增強機體的抵抗力和抗寒能力。

根據前人經驗，羊肉宜與海參、筍、栗、蘿蔔一同煨食，皆益人。羊肉與胡桃或胡蘿蔔同煮則不膻。

元・李杲：「羊肉，甘熱，能補血之虛，有形之物也，能補有形肌肉之氣。凡味與羊肉同者，皆可以補之。故日補可去弱，人參、羊肉之屬是也。人參補氣，羊肉補形。」《日用本草》：「治腰膝羸弱，壯筋骨，厚腸胃。」清王孟英：「與海參、蘆菔、筍、栗同煨，皆益人，秋冬尤美。加胡桃煮則不膻。」

凡在流行性感冒，或急性腸炎、菌痢，以及一切感染性疾病發熱期間忌食；患有高血壓病，或平素肝火偏旺，虛火上升之人，忌食羊肉，否則會引起頭暈症狀；春夏陽氣偏盛之季忌食羊肉。

根據前人經驗，羊肉多食動氣生熱，不可與南瓜和首烏、半夏、菖蒲同食，否則令人壅氣發病。《金匱要略》：「有宿熱者不可食之。」《千金食治》：「暴下後不可食羊肉、髓及骨汁，成煩熱難解，還動利。」《本草綱目》：「銅器煮之，男子損陽，女子暴下，物性之異如此，不可不知。」《醫學入門》：「素有痰火者，食之骨蒸。」《隨息居飲食譜》：「多食動氣生熱，不可同南瓜食，令人壅氣發病。時感前後、瘧、痢、疳、疸、脹滿、顛狂、哮嗽、霍亂諸病，及痧、痘、瘡、疥初癒，均忌。新產後，僅宜飲汁，勿遽食肉。」

●羊肉與魚鱠相剋

魚鱠是生魚劊切而成。李時珍關於魚鱠的製法，注云：「凡諸魚之鮮活者，薄切洗淨血腥，沃以蒜、虀、薑、醋五味食之。」另節又注云：「魚鱠肉未停冷，動性猶存，旋烹不熟，食尤害人，況魚鱠肉生，損人尤甚。」

《飲膳正要》：「羊肉不可與魚鱠、酪同食。」羊肉與生魚鱠不宜同食，主要有幾個方面的原因：

第一，羊肉本身為大熱之品，而魚鱠配以薑、虀、蒜、醋等都是辛熱之品，二者相配，會益助其熱；

第二，羊肉含有豐富的蛋白質、脂肪、多種維生素及微量元素，而魚鱠係生魚劊切而成，其酶未失活性，二者同食會產生複雜的變化，容易產生不良反應，不利於健康；

第三，羊肉帶有較濃的羶味，而魚鱠帶有濃厚的腥味，將腥羶二味混合，會形成一種令人厭惡的怪味；

第四，吃生魚肉，人體容易感染寄生蟲，影響身體健康。

所以，羊肉與生魚鱠不宜同時食用，大家應在日常飲食中引起注意。

●羊肉與乳酪相剋

羊肉不宜與乳酪同食。這一說法早在《金匱要略》中已有記載：「羊肉不共生魚、酪食之，害人。」

乳酪是用原料乳經乳酸發酵或加酶使它凝固，並除去乳清而製成的食品。其營養價值高，且容易消化。乳酪的種類很多，成分也因種類不同而異。一般來說，乳酪的主要成分包括蛋白質、脂肪、乳糖、豐富的維生素和少量的無機鹽。

乳酪性寒，味甘、酸，而羊肉為大熱之品，而且乳酪中含有豐富的酶，這些在遇到羊肉中的營養素之後，可能會產生不良的反應，進入人體後會影響健康。

所以，羊肉不宜與乳酪同食。

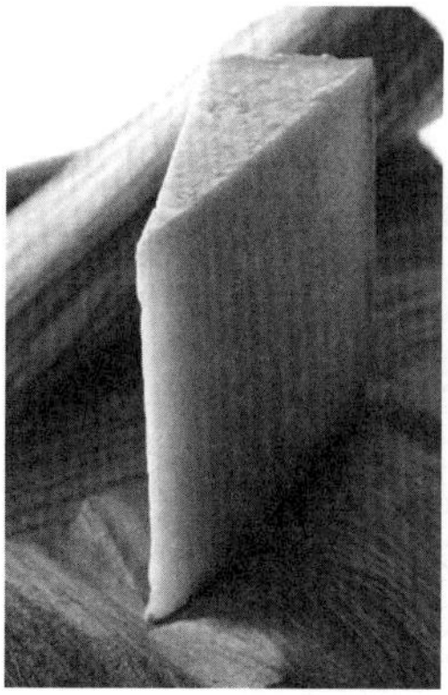

●羊肉與蕎麥面相剋

羊肉與蕎麥麵不宜同食的說法由來已久，早在《本草綱目》中就有記載，唐朝孫思邈亦云：「蕎麥酸微寒，食之難消，久食動風，令人頭眩，作麵和豬羊肉熱食不過八九頓，即患熱風，鬚眉脫落，還生亦稀。」

蕎麥氣味甘平，性寒，雖具有降壓止血、清熱斂汗之功效，但其為難以消化之物，如長期進食將會引發動風，令人頭眩，不利於健康；而羊肉為大熱之品，功能恰好與蕎麥相反，長久共食後會讓人患上熱風症，甚者鬚眉脫落。

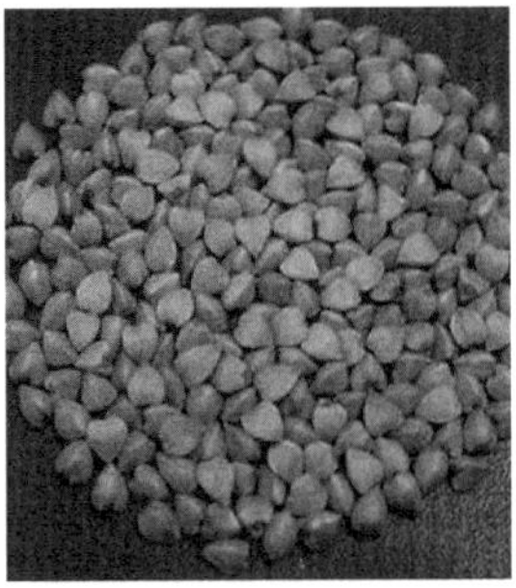

所以，羊肉不宜與蕎麥麵同食，如果有此習慣者，應儘早改之，以避免影響身體的健康。

●羊肉與豆醬相剋

羊肉不宜與豆醬同時食用，這是有一定道理的。據《本草綱目》文中記載：「羊肉同豆醬食發瘤疾。」民間也有流傳：「豬不吃薑，羊不吃醬。」（「吃」即配食之意）豆醬係豆類熟後發酵加鹽水製成，富含蛋白質、脂肪、碳水化合物、硫胺素、核黃素、維生素P、氨基酸、鈣、磷、鐵等營養成分，性味鹹寒，具有解除熱毒之功效；而羊肉係大熱動火之物。

羊肉與豆醬的功能恰好相反，長期共食會影響人體健康，甚者引發瘤疾。所以，羊肉不宜與豆醬同時食用。

●羊肉與辛溫食物相剋

這主要是因為羊肉是溫熱食物，如果與辛溫食物放在一起食用，極易「上火」。因此，在烹調羊肉時應少放點辣椒、胡椒、生薑、丁香、茴香等辛溫燥熱的調味品，特別是陰虛火旺的人更應格外注意。

為了防止「上火」，不妨適當放點涼性的食物，如涮羊肉時可放點豆腐。

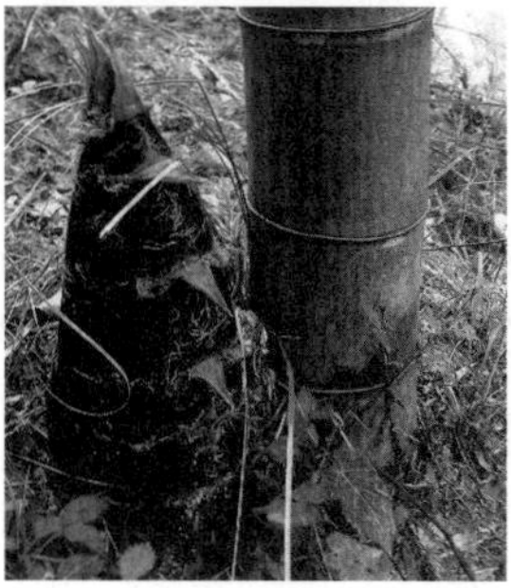

●羊肝與竹筍相剋

羊肝不宜與竹筍同炒共煮食用。《日用本草》：「筍同羊肝食，令人目盲。」

羊肝蛋白質含量為羊肉二倍；視黃醇含量多於牛肝（每十克含二・九九萬國際單位）；維生素B、抗壞血酸含量也很豐富。此外有糖類、鈣、鐵、磷等元素。羊肝性溫，味甘苦，無毒，能入肝經。具有補血益肝、明目降逆、育陰柔肝、消炎增慾之功效。主治氣血不足、面色㿠白、兩眼昏花、夜視不明等症。羊肝性味甘苦而寒，含維生素豐富，對視黃醇缺乏而引起的夜盲症有治療作用。中醫認為羊肝能補肝明目。

竹筍，味甘微寒，與羊肝的功能性味，並無抵觸之處。問題在於竹筍記憶體在一些生物活性物質，在與羊肝同炒時，產生了某些有害於人體的物質或破壞了其中的營養素，如視黃醇等，失去了原有的營養價值，甚至影響人體健康。

羊肝與竹筍偶爾配食可能並無妨礙，如果多食、常食則必然會產生不良後果，影響健康。《本草綱目》引述贊寧云：「凡食筍者，譬如治藥，得法則益人，反是則有損。」食筍「煮之宜久，生必損人」。可見竹筍在食前的泡製，非常重要。久煮主要是破壞其中的某些生物活性物質，如酶類。竹筍配羊肝，令人盲目，可能與視黃醇的破壞有關。

所以，羊肝與竹筍不宜同炒共食，以免阻礙健康。

●羊肝與含抗壞血酸食物相剋

在日常生活中，人們總是喜歡將羊肝與一些富含抗壞血酸的蔬菜一起配菜。其實，這樣是不太科學的。

抗壞血酸在受熱受光時易被破壞，在酸性溶液中較為穩定，在中性及鹼性溶液中極不穩定。特別在有微量重金屬離子（如 cu^{2+}、Fe^{2+} 等）存在時更易被氧化分解，即使是徽量的銅離子，也能使抗壞血酸氧化速度加快一千倍。而羊肝中含鈣、鐵、磷等元素豐富，這些元素能使抗壞血酸氧化為脫氫抗壞血酸，從而失去原來的功能。

所以，羊肝不宜與大白菜、番茄、毛豆等富含抗壞血酸的蔬菜同炒共煮，以免失去雙方原有的營養功效。

●羊肚與小豆相剋

羊肚與小豆不宜共食。在《飲膳正要》中已有記載：「羊肚不可與小豆、梅子同食，傷人。」

羊肚即羊胃，含蛋白質、脂肪、糖類、硫胺素、核黃素、維生素P、鈣、磷、鐵等元素及一些酶。羊肚性溫，味甘，無毒。能入脾、胃二經。具有健脾益胃、補虛祛損、澀汗止尿、促進食慾之功效。主治肌肉消瘦、食量減少、體虛多汗、小便頻數、噎嗝反胃等症。

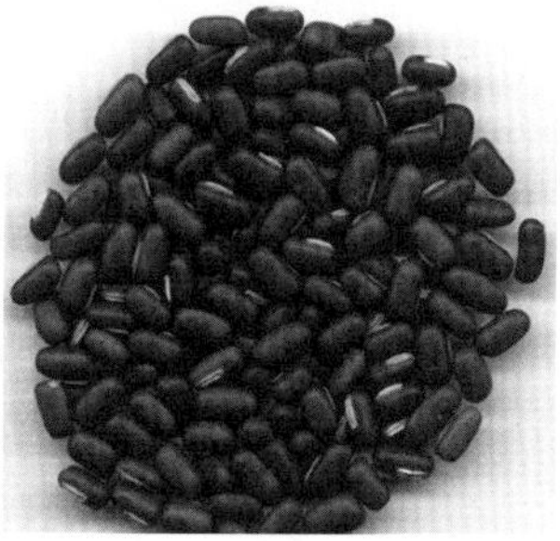

小豆一般指紅豆，除了含有豐富的蛋白質、碳水化合物、硫胺素、核黃素、維生

素P、鈣、鐵、磷等營養成分外，還含有皂素。皂素對消化道黏膜有刺激作用，能引起局部充血。

孫思邈云：「紅豆性味甘、鹹而冷，合魚鮓食成消渴」；《本草綱目》中記載：「紅豆，能下水腫，利小便，解熱毒、通乳汁。和鯉魚、鯽魚、黃雌雞食並能利水消腫。」

從羊肚與小豆二者的性味及功能來看，皆有所背，所以不宜同食。

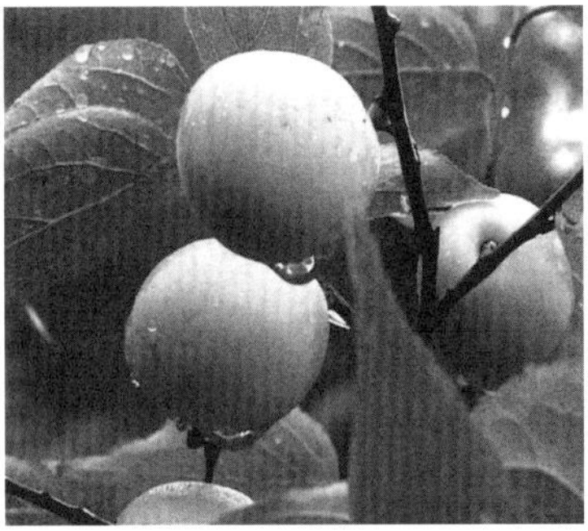

●羊肚與梅子相剋

據《飲膳正要》中記載，羊肚亦不可與梅子同食，否則會影響人體健康。梅子味酸性平，《大明本草》記載：「多食損齒傷筋，蝕脾胃，令人發腸上痰熱。」羊肚本來性味甘溫，但如果配以香料調味如蔥、辣椒、茴香之類則屬熱性。如果在餐中吃了羊肚，餐後馬上吃梅子的話，二者混合，愈增其熱，故不相宜。

四、馬　肉

馬肉出新疆、內蒙、青海一帶，當地居民多有食馬肉習慣。馬為食草動物，其肉的營養成分與牛羊大致略同，含蛋白質、脂肪、硫胺素、核黃素、維生素P、鈣、鐵、磷、激素酶等。

馬肉性寒，味酸、甘，無毒。能歸入脾、胃二經。具有清熱解毒、通經活絡、溫經壯陽、養筋利尿之功效。

主治寒熱瘧疾、胸中熱煩、頭瘡禿髮、惡瘡癢痛、月經不調等症。適宜氣血不足，營養不良，腰酸腿軟之人食用；適宜老年人食用；適宜動脈硬化、冠心病和高血壓患者食用。

古代文獻中稱馬肉有毒，明代李時珍在《本草綱目》中曾記載：「食馬肉中毒者，飲蘆菔汁，食杏仁可解。」《隨息居飲食譜》亦云：「馬肉辛苦冷，有毒，食杏仁或蘆根汁解之。其肝，食之殺人。」《日華子本草》：「馬肉只堪煮食，餘食難消，漬以清水，搦洗血盡，乃煮，不然則毒不出，患疔腫。」

因此，馬肉宜以清水漂洗乾淨，除盡血水後煮熟食用，不宜炒食。

根據前人經驗，馬肉忌與生薑、豬肉同食；患有痢疾、疥瘡之人忌食。唐•孟詵：《食療本草》：「患瘡人切不得食，加增難瘥。」「同薑食，生氣嗽，同豬肉食，成霍亂。」《千金食治》：「下利者，食馬肉必加劇。」《日華子本草》：「馬肉忌蒼耳、生薑。」《飲食須知》：「患疥瘡下痢者，食必加劇。」

●馬肉與倉米相剋

馬肉與倉米不可共食的說法由來已久。最早出現於唐朝孟詵的《食療本草》：「馬肉不可與倉米同食，必卒得惡疾，十有九死」；《飲膳正要》：「馬肉不可與倉米同食。」

倉米指倉庫久儲的大米，中藥學謂之「陳倉米」，尤指久儲之粳米。李時珍說：「陳粳米性涼。」馬肉，在古代的時候食者較多，古籍多有記載。倉米作飯，馬肉作餚。陳米中，或為黃麴黴素污染者。黃麴黴素中含毒醇，毒性較強，可引起急慢性中毒，既損害肝臟，又可致癌。

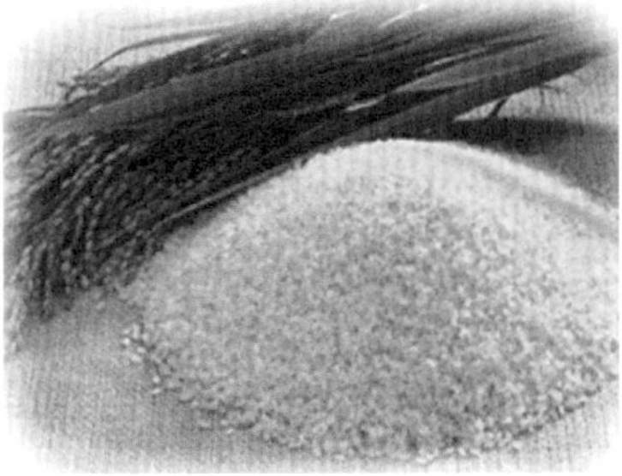

從食物藥性解釋，馬肉性冷有毒，倉米性涼。故不可同食，「久食必致惡疾」。

●馬肉與蒼耳相剋

蒼耳又名卷耳，《詩經》有「採采卷耳，不盈頃筐」之記載。古代民間採其苗為菜，陶宏景曰：「槍人（北方群眾）多食之，謂之「相思菜」」；《本草綱目》謂其莖葉氣味苦辛微寒，有小毒，忌豬肉，馬肉、米浴。

蒼耳中除了含有豐富的蛋白質、抗壞血酸、樹脂、生物鹼等成分外，還含有鼠李糖苷，這種成分具有毒性作用。

蒼耳的莖葉中均含有對神經肌肉有毒的物質，中毒者會出現全身乏力、頭暈、嘔吐、噁心、腹痛、呼吸困難、煩躁、脈緩等症狀，嚴重者出現黃疸、昏迷或廣泛性出血，甚至危及生命。

從性味功能上看，二者相剋，加上蒼耳作為一種野菜，並具有毒性作用，所以馬肉不宜與蒼耳同食。

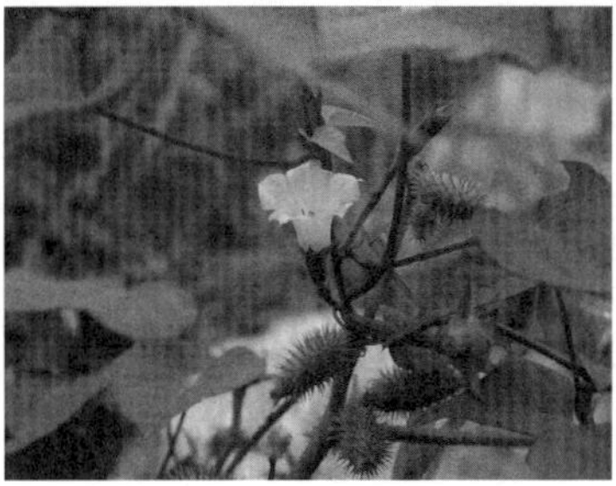

五、狗肉

狗肉含蛋白質、脂肪、嘌呤類、肌肽、肌酸、鉀、鈉、氯、鈣、鐵、磷、硫胺素、核黃素、維生素PP等，及激素、酶等生物活性物質。狗肉性熱，味鹹、甘、酸，有小毒。能入胃、腎二經。具有溫補脾胃、補腎助陽、輕身益氣、祛寒壯陽之功效。主治五臟虛損、氣虛失眠、腎虛陽痿、遺精遺尿、腰膝冷痛、老年耳聾等症。

《日華子本草》：「補胃氣，壯陽，暖腰膝，補虛勞，益氣力。」《本經逢原》：「犬肉，下元虛人，食之最宜。敗瘡稀水不斂，日啖狗肉最佳。痔漏人歲久不癒，日食自瘥。」

狗肉適宜年老體弱，腰疼足冷，四肢不溫者食用；適宜脾胃氣虛，腿軟無力，畏寒怕冷，陽氣不足以及遺尿之人服食；適宜敗瘡（慢性潰瘍）久不收斂之人或痔漏久不癒者食用；適宜性功能減退所致的遺精、早洩、陽痿、不育者食用。

凡發熱以及熱病後忌食狗肉；陰虛火旺之人忌食；狗肉性溫，多食生熱助火，多痰發渴，因此各種急性炎症、濕疹、癰疽、瘡瘍患者和妊娠婦女都應忌食；瘋狗肉禁食。

《本草綱目》：「熱病後食之，殺人。若素常氣壯多火之人，則宜忌之。」《本草經疏》：「發熱動火，生痰發渴，凡病人陰虛內熱，多痰多火者慎勿食之；天行病後尤為大忌。治痢亦非所宜。」《飲食須知》：「春末夏初多制犬，宜忌食。」

●狗肉與鯉魚相剋

狗肉與鯉魚不宜共食，更不宜同烹。這在《金匱要略》和《飲膳正要》中都有這方面的記載。《金匱要略》：「鯉魚不可合犬肉食之」；《飲膳正要》：「鯉魚不可與犬肉同食。」

依據傳統醫學的說法，鯉魚性味甘平，利水下氣。除了含有蛋白質、脂肪、鈣、磷、鐵等營養成分以外，還有十幾種游離氨基酸及組織蛋白酶；而狗肉性熱，味鹹、甘、酸，有小毒。除了含有蛋白質、脂肪、嘌呤類、肌肽、肌酸、鉀、鈉、氯、鈣、鐵、磷、維生素B_1、核黃素、維生素P等營養成分以外，還含有激素、酶等生物活性物質。

如此看來，不僅因為二者的性味及營養功能不同，不可同食，還因為狗肉與鯉魚同食，生化反應極為複雜，可能產生不利於人體的物質，不利於健康。

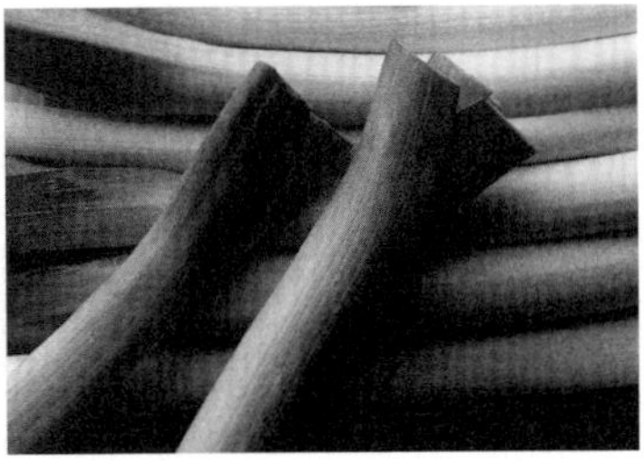

●狗肉與蔥相剋

狗肉為人們喜愛的肉食之一，其中狗肉煲甚是聞名。而且，很多人都喜歡在烹調狗肉的時候配以蔥作調料。其實，吃狗肉不宜與蔥配以食用。

狗肉性熱，具有溫補脾胃、補腎助陽、輕身益氣、祛寒壯陽之功效；而蔥性辛溫發散，利竅通陽。如果將二者配在一起食用，益增火熱，有鼻衄症狀的人更應特別注意。所以，狗肉不宜與蔥配以食用，以免有損於身體。

●狗肉與茶相剋

狗肉不但肉嫩味香，營養豐富，而且發熱量大，增溫禦寒作用較強。因此，一些體質虛弱和患有關節炎的病人，在嚴寒的冬季多吃些狗肉是有好處的。但是，吃後忌喝茶，否則，對身體健康不利。

這是因為，在狗肉中含有豐富的蛋白質，而茶葉中含有比較多的鞣酸，如果吃完狗肉後馬上喝茶，會使茶葉中的鞣酸與狗肉中的蛋白質結合，生成一種叫鞣酸蛋白質的物質。這種物質具有一定的收斂作用，可使腸蠕動減弱。這樣，大便中一些有毒物質和致癌物質，就會因在腸內停留的時間過長而極易被人體吸收。

所以，吃完狗肉後忌喝茶。

●狗肉與綠豆相剋

綠豆，又稱青小豆，是雜糧中的「精品」，其營養價值很高。中醫認為，綠豆性味甘寒、無毒，有清熱解毒、祛暑止渴、剝水消腫、明目退翳、美膚養顏之功效。如果將綠豆添加一些相應的藥物或食物做成藥膳，不但味美，而且藥用價值也很高，常食能起到養生保健、預防疾病的作用。

但要注意的是，狗肉不可與綠豆同食。有書載，綠豆拌狗肉吃了會死人，原因是兩者相拌吃後在胃裏發脹發大，把胃撐破了。但狗肉與綠豆一起煲，使狗肉發脹發

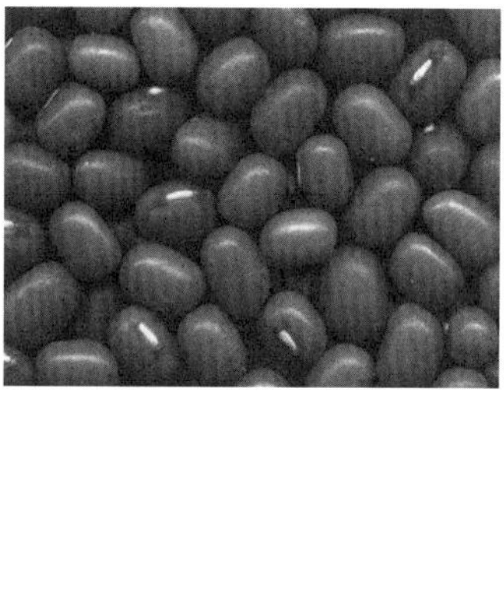

大，脹大到最大限度時，人吃了就沒事了。吃空心菜三兩棵也可以治癒。

六、鹿肉

梅花鹿或馬鹿的肉含粗蛋白（百分之十八・九）、粗脂肪（百分之一・九二）、鈣、鐵、磷、視黃醇、維生素B、抗壞血酸、維生素E、激素等營養成分。鹿肉性溫，味甘。能歸入脾、肝、腎三經。

鹿肉具有補中益氣、養血生容、強五臟、補虛羸、調血脈之功效。《本草綱目》云：「鹿之一身，皆益人，或煮，或蒸，或脯，同酒食之，良。又，鹿為純陽多壽之物，能通督脈。」

鹿茸、鹿角皆壯陽之藥物。適宜中老年人體質虛弱，陽氣不足，氣血兩虧者食用；適宜年邁怕冷，四肢不溫，腰脊冷痛者食用；適宜婦人產後缺奶者食用；適宜冬季食用。《醫林纂要》：「補脾胃，益氣血，補助命火，壯陽益精，暖腰脊。」《本草綱目》：「鹿之一身皆益人，或煮或蒸或脯，同酒食之良。」

鹿之一身皆益人，鹿胎、鹿腎、鹿血皆可食用。鹿血性熱味鹹，能補虛和血，適宜老年人腰痛、肺痿、心悸、失眠者服食，一般多與熱酒同服。如《本草新編》載：「調血脈，止腰痛：鹿血，滾酒調，熱服。」《四川中藥志》也介紹：「治老人心悸、失眠：鹿心血，研細兌酒服。」

鹿腎為雄鹿的外生殖器，又稱鹿鞭、鹿沖、鹿陰莖。性溫，味甘鹹，功在補腎、壯陽、益精。適宜腎陽不足，腎氣虧乏所致的陽痿、腰膝酸痛、耳鳴耳聾、男子精寒不育，女子宮冷不孕者食用。

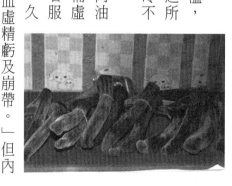

鹿胎，是將妊娠母鹿剖腹，取出胎獸和胎盤，除盡殘肉油脂，置烤爐內烤至乾透而成。性溫味甘鹹，能益腎壯陽，補虛生精，適宜男子精血不足之不育症，女子虛寒之不孕症者服食。如《青海藥材》中說它「治婦女月經不調，血虛血寒，久不生育。」《四川中藥志》亦云「能補下元，調經種子。治血虛精虧及崩帶。」但內熱偏盛，火毒未清者忌食之。正如清．王孟英所說：「惟虛寒之體宜之，若陰虛火動者服之，貽誤非淺。」

鹿肉性溫純陽，壯陽補火，凡發熱者、陽氣旺者、火毒盛者及陰虛火旺者皆不宜食。炎夏季節忌食。《隨息居飲食譜》：「諸外感病忌之。其茸角，皆主溫補下元，惟虛寒之體宜之。若陰虛火動者服之，貽誤非淺。」

●鹿肉與鯰魚相剋

鹿肉不宜與鯰魚同食。陶宏景曰：「鯰魚不可合鹿肉食，令人筋甲縮。」鯰魚（又名鱝魚）的性質，古來有所爭議。《本草綱目》中記載：甘溫無毒；而《食療本草》中記載說：無鱗、有毒、勿多食；《圖經本草》的作者蘇頌亦說：「鯰魚寒而有毒，非佳品也。」

鯰魚含有豐富的酶類和其他生物活性物質，這些成分的存在，就是不可與鹿肉同食的主要原因。因為鹿肉中的某些酶類和激素，易與之產生不利於人體的生化反應。二者的反應產物會影響到周圍神經系統，以致筋甲縮。

所以，鹿肉不宜與鯰魚同食，在日常飲食中應加以注意與重視。

●鹿肉與鮠魚相剋

早在《飲膳正要》中已有記載：「鹿肉不可與鮠魚同食」。

鮠魚，亦稱鮰魚，俗稱白戟。有淡水鮠、海鮠之分。李時珍云：「鮠生江淮間，無鱗魚，亦鱘屬也。」此魚吻圓突，體無鱗，大者長達一公尺以上。鮠魚肉肥肉鮮，精燉紅燒，均為魚中名品。其鰾肥厚，可製魚肚，歷來為上等食用魚類。

鮑魚性味甘平無毒，具有開胃、下膀胱水之功效。蘇頌說：「能動痼疾，不可合野雞、野豬肉食，令人生癩。」

從中醫食物藥性來看，與鹿肉並不相背。但是，從食品生化角度考慮，鹿肉不宜與鮑魚同食。因為鹿肉中的某些酶類和激素，易與之產生不利於人體的生化反應。二者的反應產物會影響到周圍神經系統，以致令人生癩。

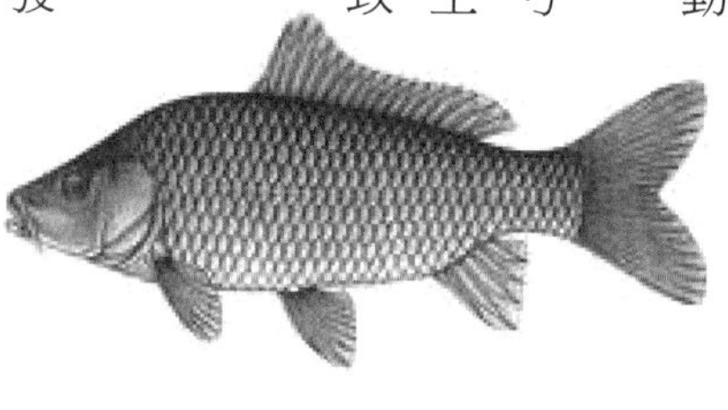

●鹿肉與野雞相剋

據《本草綱目》記載：「鹿肉不可同雉肉、菰蒲、鮑魚、蝦食，發惡瘡。」由此看來，鹿肉不宜與野雞同食之說由來已久。

鹿肉甘溫補陽，而野雞肉酸而微寒。《日華本草》曰：「雄性平，微毒，秋冬益，春夏毒，有痢人不可食。」李時珍曰：「春夏不可食者，為其食蟲蟻，有毒也。」毒貝、毒魚因食毒藻，有毒蜜蜂因採毒花，生物界常有此現象。野雞亦如是，故不可常食。

鹿肉與野雞除食物藥性不協外，二者同食後會有不利於人體的化合物產生，不利於健康。所以，鹿肉不宜與野雞同食。

鹿肉與蒲白相剋

鹿肉不宜與蒲白同食之說早有記載。《金匱要略》：「鹿肉不可合蒲白作羹，食之發惡瘡。」

蒲，又名香蒲，生長於池澤之中，春天的時候發芽生長，其莖白嫩並可以食用，可以作羹，亦可蒸食，味道十分鮮美。《詩經》云：「其蔌如何，惟筍及蒲。」

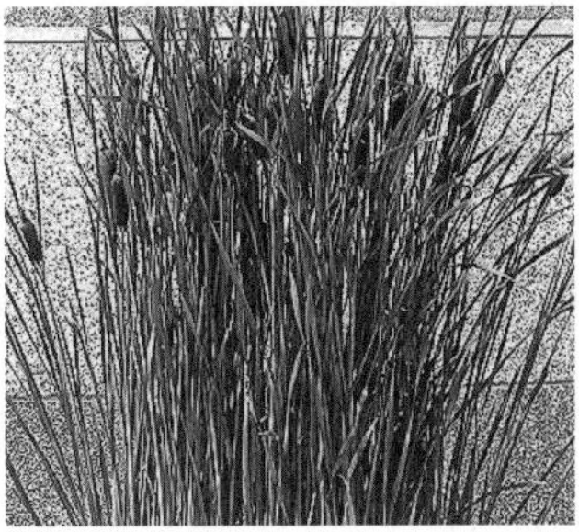

其嫩根亦可曬乾磨粉。蒲白性寒，味甘，具有去燥熱、利小便、止生啖、消渴之功效，可治口中糜爛，屬於涼性之物；而鹿肉甘溫，從中醫藥性來看，二者的性味、功能有所不合。

所以，鹿肉與蒲白一般不宜同食。

鹿肉與茭白相剋

茭白是我國特有的水生蔬菜。世界上把茭白作為蔬菜栽培的只有我國和越南。古人稱茭白為「菰」。在唐代以前，茭白被當作糧食作物栽培，它的種子叫菰米或雕胡，是「六穀」（稌、黍、稷、粱、麥、菰）之一。

後來人們發現，有些菰因感染上黑粉菌而不抽穗，且植株毫無病象，莖部不斷膨大，逐漸形成紡錘形的肉質莖，這就是我們現在食用的茭白。這樣，人們就利用黑粉菌阻止茭白開花結果，繁殖這種有病在身的畸型植株作為蔬菜。現在，人們反而把那些健康的、會抽穗結果的茭白看作是退化、野生種了。

茭白性涼，味甘。有利尿、除煩渴、解熱毒、通乳汁等功效。適宜高血壓之人食用，若與旱芹同食，更有降血壓之功；適宜黃疸肝炎之人食用；適宜婦女產後乳汁缺少之人食用，若以茭瓜配合通草、豬蹄同食，能增加乳汁；適宜飲酒之人及酒精中毒者食用。而鹿肉甘溫，從中醫藥性來看，二者的性味、功能有所不合。

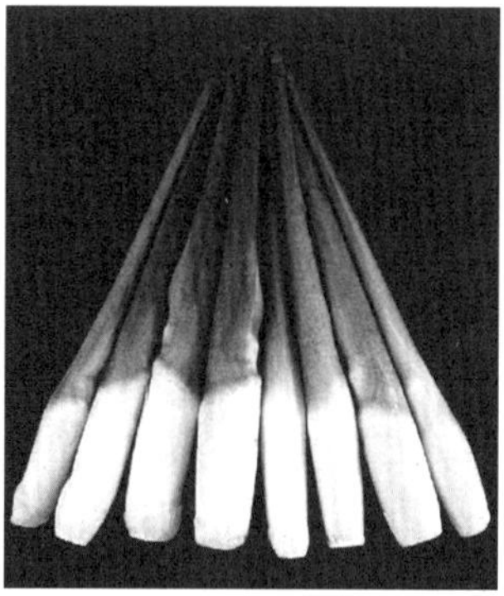

所以，鹿肉與茭白一般不宜同食。

七、兔 肉

俗名菜兔肉、野兔肉。性涼，味甘。補中益氣，涼血活血。適宜兒童以及中老年人食用；適宜糖尿病患者食用；適宜缺鐵性貧血，營養不良，氣血不足之人食用；適宜高血壓、冠心病、動脈硬化、肥胖症者食用；適宜作為美容食品，經常食用，可使人體發育匀稱；皮膚細膩健康，故有「美容肉」之稱。

《別錄》：「主補中益氣。」《千金食治》：「止渴。」《本草綱目》：「涼血，解熱毒，利大腸。又能治消渴。」

兔肉和豬、牛、羊肉相比，由於它含有人體需要的營養成分獨特，即高蛋白質、高鐵、高鈣、高磷脂和低脂肪、低膽固醇，所以對老年人、心血管疾病患者和貧血之人，尤為適宜。

兔腦有催生作用，《本草綱目》中說它能「催生滑胎」。民間中有在臘月取兔腦與透明乳香適量研和，做成重約一克的藥丸，陰晾乾燥保存備用。當胎兒遲遲不下時，用熱黃酒送服一丸。

兔肝適宜夜盲症，小兒疳眼者食用。用鮮兔肝二至三具，開水燙至半熟，空腹食用，對夜盲症很有效果。

根據前人經驗，孕婦及陽虛之人以及脾胃虛寒，腹瀉便溏者忌食。《隨息居飲食譜》：「兔肉多食損元陽，孕婦及陽虛者尤忌。」《本草綱目》：「小兒痘已出及虛寒者宜戒之。」

●兔肉與雞肉相剋

兔肉與雞肉不宜同食的說法由來已久。陶宏景曰：「兔肉不可合白雞肉及肝、心食，令人面黃」；《飲膳正要》：「雞肉不可與兔肉同食，令人泄瀉。」

雞肉性味甘溫或酸溫，屬於溫熱之性，溫中補虛為其主要功能；而兔肉甘寒酸冷，涼血解熱，屬於涼性。如果將二者同食，一冷一熱，冷熱雜進，很容易導致泄瀉，故二者不宜同食。

此外，兔肉與雞肉各含激素與酶類，進入人體後的生化反應複雜，有不利人體之化合物產生，從而刺激腸胃道，導致腹瀉。

所以，兔肉配以雞肉偶食或少食無妨，但久食、多食必然會影響身體健康。

●兔肉與雞蛋相剋

兔肉與雞蛋不宜同炒共食。這一說法早在《本草綱目》中已有記載：「雞蛋同兔肉食成泄痢。」

兔肉性味甘寒，酸冷，具有健脾益胃、補中益氣、解毒利便、

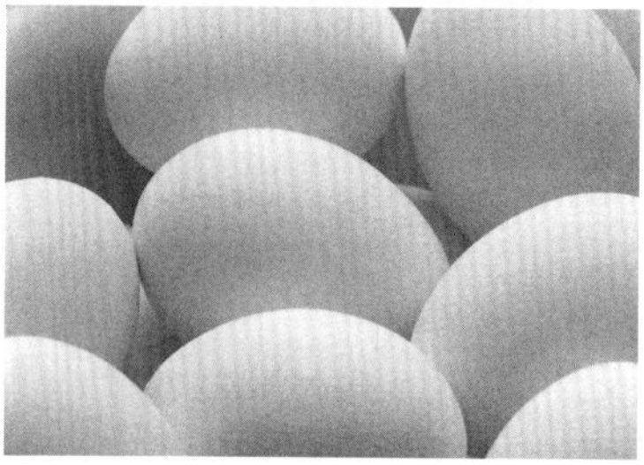

嘗陰涼血之功效；而雞蛋甘平微寒，具有補陰益血、健脾和胃、清熱解毒、養心安神、除煩寧志、固腎添精之功效。

單從食物藥性來看，並不存在相背。但二者各有一些生物活性物質，若同炒共食，會產生生化反應，易產生刺激腸胃道的物質而引起腹瀉。

所以，兔肉與雞蛋不宜同炒共食。

兔肉與芥末相剋

兔肉不宜與芥末搭配食用。陶弘景曰：「兔肉不可同芥食」；孫思邈曰：「芥同兔肉食成惡病，同鯽魚食發水腫。」

這是因為，芥子性溫，具有溫中利竅、通肺豁痰、利腸開胃之功效。芥子含芥子油、芥子苷、芥子酶、芥子鹼、芥子酸等成分。其味辛辣能刺激皮膚、黏膜，擴張毛細血管，大量食用可使心容量和心率下降；而兔肉酸冷性寒，與芥末一溫一寒，性味相反。

所以，兔肉與芥末不宜同食，不利於健康。此外，將芥子粉碎成羹，用作調味品，兔肉亦不可用之。

●兔肉與橘子相剋

人們喜歡在餐後吃些水果以幫助消化。但是，如果在餐上吃了兔肉，卻不宜馬上食用橘子。陶弘景曰：「兔肉與薑擂食，令人心痛，霍亂。」

橘子是一種營養豐富的水果，果肉和果汁中含葡萄糖、果糖、蔗糖、蘋果酸、枸櫞酸、檸檬酸、胡蘿蔔素、硫胺素、核黃素、抗壞血酸、維生素P等營養成分。橘子的性味甘酸而溫，多食生熱；而兔肉酸冷。一溫一冷，性味相反。

所以，在食兔肉後，不宜馬上吃橘子。偶爾配食可能未能見到其副作用，但若長此以往，會引起腸胃功能紊亂，而致腹瀉。

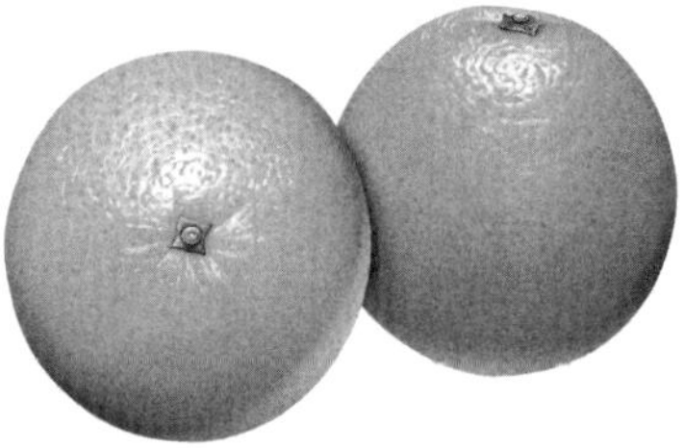

八、雞　肉

雞為主要家禽，種類甚多，有烏骨雞，常人藥用。雞肉含蛋白質、脂肪、視黃醇、硫胺素、核黃素、抗壞血酸、維生素E、維生素P、鉀、鈉、鈣、鐵、硫、磷、氧化鐵、氧化鎂、氧化鈣等，以及激素、酶等生物活性物質。

雞肉性溫，味甘。益五臟，補虛損，健脾胃，強筋骨。適宜虛勞瘦弱，營養不良，氣血不足，面色萎黃之人食用；適宜孕婦產後，體質虛弱，或乳汁缺乏之人食用；適宜婦女體虛浮腫，月經不調，白帶清稀頻多，神疲無力者食用。

《別錄》：「黃雌雞：主傷中，消渴，小便數不禁，補益五臟，療勞，益氣力。」《日華子本草》：「黃雌雞：添髓補精，助陽氣，暖小腸，止泄精。黑雌雞：安心定志，補心血，補產後虛羸，益色助氣。」

雞肉溫補脾胃，益氣養血，特別是老母雞的補益之功效更高，許多久病、瘦弱之人用來補身，尤其是畏寒風重，虛不受補者，老母雞不但能補氣補血，還可祛風，故比雞項（指未生過雞蛋的雌雞）優勝得多。按照一般人的習慣，多喜歡吃鮮嫩的雞項，不愛吃肉粗骨硬的老母雞。但從祛風補氣補血的功效來看，母雞愈老，功效越好。因為老母雞肉多，鈣質多，用文火熬湯，最適宜貧血患者及孕婦、產婦和消化力弱的人補養。

凡在感冒發熱，及內火偏旺和痰濕偏重之人，肥胖症患者和患有熱毒癤腫之人忌食；高血壓病人和血脂偏高者忌食。

雞肉雞湯中含脂肪較多，會使血中膽固醇進一步升高，引起動脈硬化，冠心病，使血壓持續升高，對病情不利；患有膽囊炎、膽石症的人忌食，以免刺激膽囊，引起膽絞痛發作。

根據前人經驗，雞肉忌與野雞、甲魚、鯉魚、鯽魚、兔肉、蝦子以及蔥蒜等一同食用。《醫林纂要》：「肥膩壅滯，有外邪者皆忌食之。」《隨息居飲食譜》：「多食生熱動風。凡時感前後，痘疹後，瘡瘍後，瘧痢疳疸、肝氣、目疾、喉症、腳氣、諸風病，皆忌之。」《飲食須知》：「雞肉，善發風助肝火。同葫、蒜、芥、李及兔、犬肝、犬腎食，並令人瀉痢。同鯉魚、鯽魚、蝦子食，成癰癤。同生蔥食，生蟲痔。小兒食多，腹內生蟲，五歲以下忌食。四月勿食抱雞肉。男女虛乏有風病人食之，無不足發。勿同野雞、鱉肉食。」

●雞肉與鯉魚相剋

雞肉與鯉魚不宜同食，更不可共食。《飲膳正要》：「雞肉不可與魚汁同食。」陶弘景曰：「雞肉同魚汁食成心疲，同鯉魚食成癰癤。」

雞肉甘溫，鯉魚甘平。雞肉補中助陽，鯉魚下氣利水，性味不反，但功能相剋。

此外，魚類皆含豐富蛋白質、微量元素、酶類，及各種生物活性

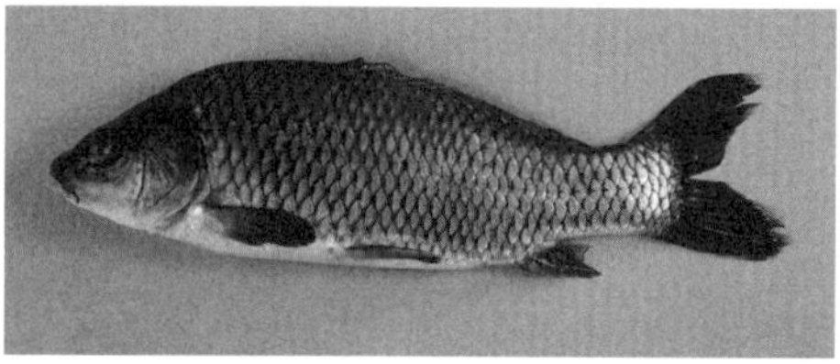

物質。雞肉成分亦極複雜。古籍屢見雞魚不可同食之觸，主要指不可同煮、同煎炒。近世飲食習慣亦罕見雞魚同烹者。

所以，雞肉與鯉魚不宜同食或共食。

●雞肉與芥末相剋

雞肉不宜與芥末同食。這兩種食物如果同食後，會傷元氣。

這是因為，芥末是熱性之物，並且芥末含芥子油、芥子苷、芥子酶、芥子鹼、芥子酸等成分。其味辛辣能刺激皮膚、黏膜，擴張毛細血管，大量食用可使心容量和心率下降；而雞肉屬溫補之品。二者相配恐助火熱，無益於健康。

所以，雞肉不宜與芥末同食，以免影響人體健康。

●雞肉與李子相剋

雞肉亦不宜與李子同食。陶宏景曰：「雞肉不可合葫、蒜、芥、李食。」李子為熱性之物，具有生津利水、清肝滌熱、活血化瘀、益肝堅腎之功效；而雞肉乃溫補之品，若將二者同食，恐助火熱，無益於健康。

所以，雞肉不宜與李子同食，以免損害人體健康。

●雞肉與天麻相剋

人們習慣用中藥天麻與雞同燉服食，用於治療頭暈頭痛，其實這個驗方是不可取的。

天麻性平，入肝經，是平熄肝風，治療頭暈的常用藥品，素有「定風草」之稱。《本草求真》中記載：「雞翼而動風，外應乎術，內遁乎肝……故陰虛火盛者，不宜食雞，食則風火益助矣。」《內經》說「諸風掉眩，皆屬於肝」。

對肝陽上亢（高血壓）引起的頭暈頭痛，本應用天麻配伍一些平肝潛陽，清火熄風等藥物才對，如果用天麻和雞同食，則影響天麻本身的功效；另外，從中藥藥性來說，兩者既不「相順」也不「相畏」，而是「相惡」。

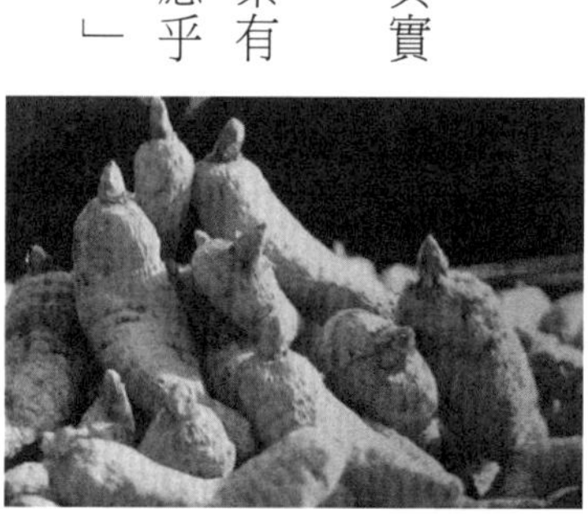

九、鴨肉

鴨有家鴨（鶩）、野鴨（鳧）之分。鴨類營養成分大同小異。一般說野鴨高於家鴨，因其擇食範圍較家鴨廣泛。

據營養學家分析，每一百克鴨肉中除水分外，含蛋白質十六・五克，脂肪七・五克，碳水化合物〇・一克，灰分〇・九克，鈣十一毫克，磷一・四五毫克，鐵四・一毫克，硫胺素〇・〇七毫克，核黃素〇・一五毫克，尼克酸四・七毫克。

鴨肉性味性涼，味甘。滋陰，補虛，養胃，利水。適宜營養不良，水腫，或產後病後體虛之人食用；適宜有內熱內火之人，特別是有低熱，虛弱，食少，大便乾，盜汗，遺精，婦女月經少，咽乾口渴者食用；適宜癌症患者及放療化療後食用；適宜糖尿病患者食用；適宜肝硬化腹水者食用；適宜肺結核患者食用；適宜慢性腎炎浮腫者食用。

《本草綱目》：「治水，利小便，宜用青頭雄鴨，治虛勞熱毒，宜用烏骨白鴨。」《滇南本草》：「老鴨同豬蹄煮食，補氣而肥體，同雞煮食，治血暈頭痛。」《隨息居飲食譜》：「雄而肥大極老者良，同火腿，舞參煨食，補力尤勝。」《本經逢原》：「溫中補虛，扶陽利水，是其本性。男子陽氣不振者，食之最宜，患水腫人用之最妥。」

素體虛寒，或受涼引起的不思飲食，胃部冷痛，腹瀉清稀，腰痛及寒性痛經之人忌食。《日用本草》：「腸風下血人不可食。」清王孟英：「多食滯氣，滑腸。凡為陽虛脾弱，外感未清，痞脹腳氣，便瀉腸風皆忌之。」《飲食須知》：「鴨肉味甘性寒，滑中發冷氣，患腳氣人忌食之。」

●鴨肉與鱉肉相剋

晉・葛洪《肘後方》：「雞鴨肉不可合蒜及李子、鱉肉食」。《飲膳正要》「鴨肉不可與鱉肉同食」。孫思邈曰：「鱉肉不可合豬、兔、鴨肉食，損人」。

《本草綱目》言鱉肉甘平無毒，鱉甲鹹平。蘇頌曰：「鱉肉久食性冷損人。」李時珍亦言：「鱉性冷，發水病。」鴨肉亦屬涼性，偶然食之或無妨礙，久食令人陰盛陽虛，水腫泄瀉。

所以，鴨肉不宜與鱉肉同食。

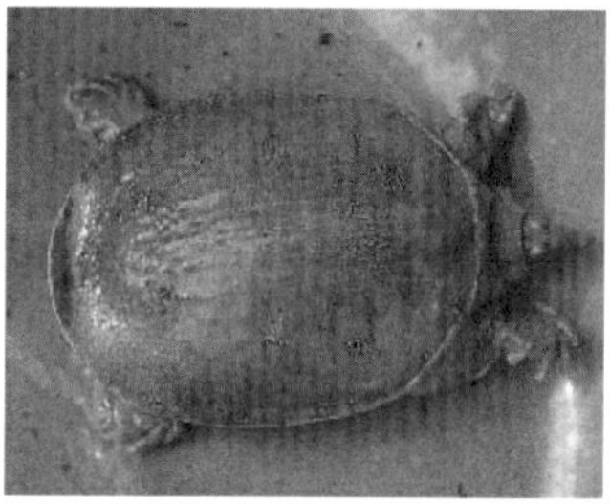

十、野雞

野雞又名雉，山雞又名鸐雉。雉肉是一種高蛋白低脂肪食品，在每一百克雉肉中，除水分外，含蛋白質二十四・四克，脂肪四・八克，灰分一・一克，鈣十四毫克，磷二百六十三毫克，鐵〇・四毫克，視黃醇七・五國際單位，硫胺素一百微克，核黃素一百三十微克，抗壞血酸二毫克。

野雞肉性溫，味甘酸，補中益氣。適宜脾胃氣虛下痢、慢性痢疾、腸滑便溏之人食用；適宜消渴（糖尿病）、口乾、小便頻多之人食用；適宜高血脂症、冠心病、肥胖症患者食用。根據前人經驗，野雞肉適宜冬季食用。

唐・孟詵在《食醫心鏡》中記載兩方，其一，「治消渴飲水無度，臥便多，口乾渴：雉一隻，細切；和鹽，豉作羹食。」其二，「治消渴舌焦口乾，小便數：野雞一隻，以五味煮令極熟，去肉取汁，渴飲之，肉亦可食。」從症狀描述分析，頗與現代的糖尿病相似。《食經》：「雉肉，主行步汲汲然，益肝氣，明目。」《飲膳正要》：「雉肉，入五味如常法作羹霍食之，治消渴口乾，小便頻數。」《飲食須知》：「久食令人瘦。」

前人認為，雉肉忌與鹿肉、胡桃、蕎麥、蔥，以及木耳等食用菌一同食用；患有痔瘡和皮膚疥瘡之人忌食。

唐・孟詵：「雉肉久服令人瘦，九月至十一月稍有補，他月則發五痔諸瘡疥。不與胡桃同食，發頭風眩及心痛；與菌蕈木耳同食，發五痔，令下血；同蕎麥食生肥蟲卵；同蔥食生寸白蟲。」《日華子本草》：「有痼疾人不宜食。」《隨息居飲食譜》：「雉，甘溫，補中益氣，止泄痢，冬月無毒。多食損人，發痔；諸病人忌之。勿與蕎麥、胡桃、木耳、菌蕈同食，春夏秋皆毒，勿食。」《飲食須知》：「發五痔諸瘡疥。同菌蕈木耳食，發五痔，立下血。損多益少，不可常食。不可與鹿肉、豬肝、鯽魚、鯰魚、鮰魚同食。」

●野雞與鯰魚、鯽魚相剋

《飲膳正要》：「野雞不可與鯰魚同食，食之令人生癩疾」；野雞不可與鯽魚同食。《本草綱目》：「鯽魚同豬肝、雞肉、雉肉、鹿肉、猴肉食，生癰疽」。

鯰魚、鯽魚皆屬甘溫，性熱，而野雞甘酸微寒；鯰魚、鯽魚皆下氣利水，而野雞月補中益氣健脾，性味功能皆不相合。

從現代營養生化學觀點看，野雞肉與魚肉中皆含酶類激素各種氨基酸，金屬微量元素，同烹或同食，其生化反應極為複雜，蓋古籍量有所載，悉從實際經驗中來。機理有待研究。

●野雞與木耳、菌子相剋

《食療本草）：「野雞與菌子木耳同食，發五痔、立下血」。

木耳，《本草綱目》載有槐、桑、榆、柳、楮等五種木耳，由於寄生之木不同，其性味功能亦各異。總體來說：其性味甘平，主要功能作用於血分。如桑耳、槐耳能破血活血：治血病癥瘕，

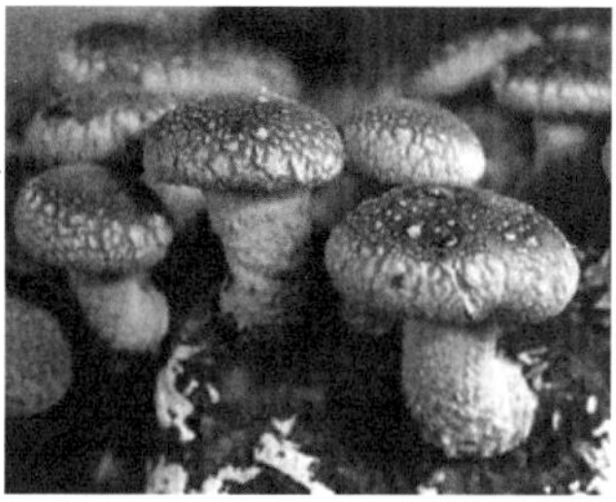

積聚，婦人月閉血凝，產後血凝；能止血：治女子崩中漏下，止血衄、腸風便血；又能療痔瘡、止血淋，涼血解毒。

至於野雞，孟詵曰：「九至十一月，食雉稍有補，他月則發五痔諸瘡疥」；李時珍曰：「雉春夏不可食者，為其食蟲蟻有毒也」。野雞在春夏攝食範圍較廣，進食某些蟲類使其體內生物活性物質有所變化，此時若與木耳同食，不僅使木耳的止血作用不能發揮，反而增加了其破血活血作用，引起痔瘡的復發。

又，有的木耳有毒：《本草綱目》引述：陳藏器曰：「木耳採歸色變者有毒，夜視有光者，欲爛不生蟲者並有毒。」李時珍曰：按張仲景云：「木耳赤色者及仰生者，並不可食。」毒木耳配食他物，往往誤為相剋。

菌子，包括香蕈、蘑菇等食用真菌。其性味甘平或甘涼，營養豐富，味道鮮美，含蛋白質、脂肪、糖類、粗纖維、維生素（B_1、B_2、B_6、C、D、E、K、M）泛酸、生物素、多種氨基酸、酶、灰分（鈉、鉀、銅、鐵、鋅、錳、氯、碘、硒等多種元素）。

但有些菌子是有毒的，其中有一種馬鞍菌屬的蕈類，含有一種原漿毒——馬鞍菌素，可引起溶血，使肝臟沖大，黃疸，便血，出血。這種菌子如和野雞同食，也會引起誤解，認為是相剋現象。不可不辨。按食物藥性講，菌子與野雞是不相剋的。

●野雞與豬肝相剋

豬肝不宜與野雞同食，恰如《飲膳正要》記載：「野雞不可與豬肝同食。」這是因為，豬肝蛋白質含量較高，含脂量則甚少。肝澱粉含量較瘦肉高，且容易水解為葡萄糖，其含鐵量為豬肉的十八倍，還含有豐富的礦物質、微量元素及視黃醇，硫胺素，核黃素、煙酸、硫胺素、抗壞血酸等成分。豬肝性平，味甘苦，無毒，能入肝經。具有以肝補肝，滋陰養血，明目增光，通絡下乳之功效。主治血虛、面色萎黃、浮腫、夜盲、兩目昏花、肌體消瘦、乳汁缺乏、血虛閉經等症。

而野雞味酸微寒，能補中益氣，止泄痢，除消渴。它們的性味一溫一寒，有溫寒之別。如果將它們同煮共食，長此以往，會產生一些不利於人體的因素，以致引起不良的生理效應。

所以，豬肝與野雞混合烹炒，不利於健康。

●蕎麥麵與野雞相剋

《飲膳正要》：「野雞不可與蕎麵同食，生蟲。」《本草綱目》謂蕎麥甘平性寒。孫思邈曰：「蕎麥酸寒，食之難消。」蕎麥性寒，已成定論。李時珍曰：「蕎麥最降氣寬腸，治濁帶、血痢、腹痛、上氣之疾，氣盛有濕熱者宜之；若脾胃虛寒人食之，則大脫元氣，而落鬚眉，非所宜矣！」

野雞亦屬寒性，與蕎麥配食，兩寒相遇，又不易消化，故野雞作餠，不宜用蕎麥麵為主食。特別對脾胃虛寒之人，消化力弱者，更不相宜。野雞、蕎麥北方山野有之，內地江南不多。

十一、鵪鶉肉

鵪鶉肉味道鮮美，營養豐富，常被人們譽為「動物人參」。鵪鶉蛋的營養價值也很高，超過其他禽蛋，含有豐富的蛋白質、卵磷脂、硫胺素、核黃素、視黃醇，以及鐵、鈣、磷等元素。

鵪鶉性平，味甘。具有補益五臟、益氣養血等功效。適宜營養不良，體虛乏力，貧血頭暈之人食用；適宜小兒疳積，腎炎浮腫，瀉痢之人食用；鵪鶉蛋適宜高血壓，血管硬化，結核病人，胃病，神經衰弱，支氣管哮喘，皮膚過敏者食用。

唐・孟詵：「鵪鶉肉補五臟，益中續氣，實筋骨，耐寒暑，消結熱。患痢人和生薑煮食之。」《本草衍義》：「小兒患疳及下痢五色，旦旦食之。」

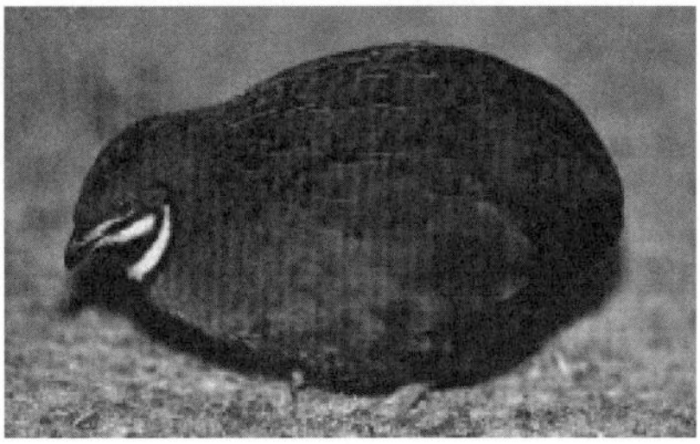

根據前人經驗，鵪鶉忌與豬肝以及菌類食物一同食用。崔禹錫：「四月以前未堪食，不可合豬肝食，令人生黑子，合菌子食，令人發痔。」

●鵪鶉肉與菌子（香草、蘑菇）相剋

《本草綱目》引常禹錫曰：「鵪鶉合菌子食令人發痔。」

蘑菇種類繁多，營養成分大同小異。一般性味甘涼。除含蛋白、脂肪、多種維生素、微量元素外，複合多種酶和多種游離氨基酸、生物素等。

《飲膳正要》：「蘑菇動氣發病，不可多食。」

鵪鶉亦含多種酶和激素，二者合食必有引發疾病的物質產生。如作用於血管的物質，使燥熱下行，引起痔瘡發作，故不宜合食。

●鵪鶉與豬肝相剋

鵪鶉肉性平，味甘，具有補益五臟，益中補氣，消熱結止泄痢之功效。從中醫食物藥性上，看不出鵪鶉肉與豬肝存在什麼抵觸之處，但古籍謂二者不可同食，屢有所載，如常禹錫曰：「鵪鶉合豬肝食令人面生黑子。」

黑子、面墨顯係現代醫學中的色素沉著症，其原因甚多，如肝病、內分泌病中的銅代謝障礙、鐵質儲留、酶缺陷、視黃醇、抗壞血酸、維生素P缺乏等等，皆可形成。

新鮮的豬肝與鵪鶉肉混合烹炒中，各自所含的尚未失活性的酶與其他生物營養素、微量元素，可能發生複雜的化學反應（酶需加熱到一定溫度才失活），產生一些不利於人體的物質。某些物質進入人體後，干擾了微量元素（如鐵、銅）的代謝，影響了某些酶的形成與啟動，或破壞了一些必需的維生素，以致引起不良的生理效應，產生色素沉著面生黑子。

所以，豬肝不宜與鵪鶉肉共食。

十二、雀 肉

俗名瓦雀、賓雀。雀肉性溫，味甘。具有壯陽、益精、暖腰膝、縮小便、止崩帶等功效。適宜陽氣不足、男子陽痿、性功能減退、小便頻數、婦女清稀白帶過多者食用；適宜老年人虛損羸瘦、畏寒肢冷，以及小兒百日咳者食用。宜冬月食用。

唐・孟詵：「其肉十月以後，正月以前食之，續五臟不足，助陰道，益精髓。」《日華子本草》：「壯陽益氣，暖腰膝，縮小便，治血崩帶下。」《隨息居飲食譜》：「雀，宜冬

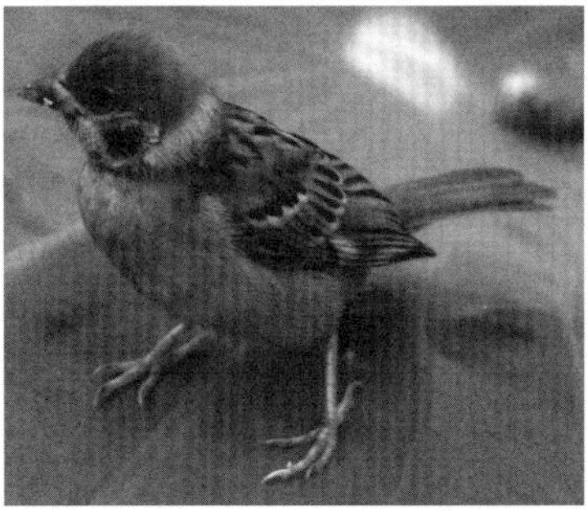

月食之。」

凡屬陰虛火旺體質或性功能亢進之人忌食。春夏季節忌食雀肉。也有學者認為：雀性大熱並特淫，故青少年、妊娠婦女及患有月經過多、大便秘結、小便短赤、各種血液病、各種炎症者都應忌食。

陶弘景：「凡服白朮人忌之。」《本草經疏》：「陰虛火盛者忌之。」《飲食須知》：「勿同豬肝及李食。妊婦食雀肉飲酒，令子多淫。多食雀腦，動胎氣，令子雀目。」《隨息居飲食譜》：「雀肉，陰虛內熱及孕婦忌食。」

●雀肉與諸肝相剋

陶弘景云：雀肉「不同諸肝食」。雀肉甘溫，從其功能來看，壯陽補腎之力較強，因其肉中有些生物活性物質作用於人體內分泌系統如性腺、腦垂體等，因而產生壯陽效果。

豬、羊、牛、馬等諸肝中多數甘苦性涼，營養成分複雜。肉類食物配伍中，對肝類禁忌者較多。如豬肉、牛肉、野雞、鵪鶉、麻雀等等，古書中屢有記載。但對於相剋後果與機理，多略而不書。有的從食物藥性解釋，又往往失之粗

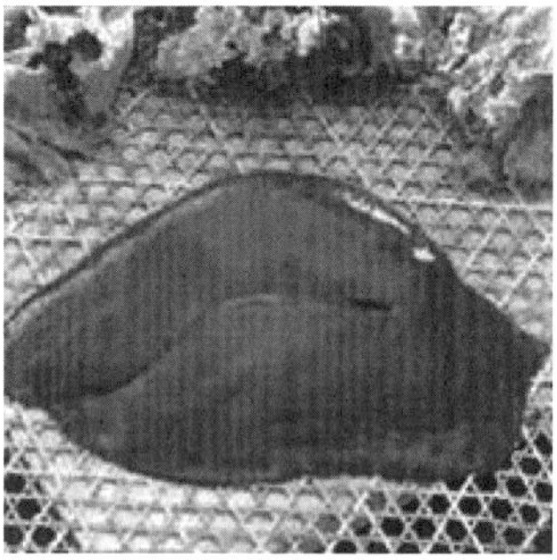

淺，牽強附會，難以置信。

從現代營養生化觀點來看，主要還是兩種相剋肉類之間的生物活性物質，混合後產生不利於人體的生化反應。許多問題，機理不明，有待於科學發展和進一步研究。

●雀肉與李子相剋

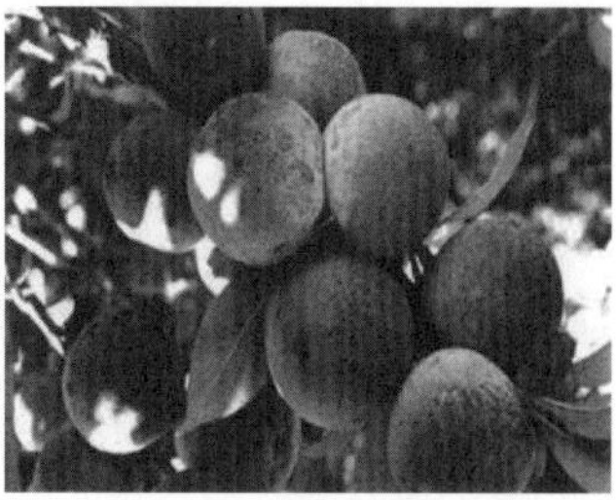

李子不宜與雀肉同時食用。孟詵曰：「李不可合雀肉食。」陶弘景云：「雀肉不可合李食。」《飲膳正要》：「雀肉不可與李同食。」

李子苦酸微溫，《大明本草》：李子多食令人臚脹發虛熱。民間流傳，認為李子多食，易患鼻衄。俗云：「李子樹下臥死人。」皆言其助熱升火，多食害人。雀肉甘溫助陽，二者同食，火熱之性相互助長，損人益甚。故食雀後切勿立即食李。

十三、雞　蛋

俗名雞子、雞卵。雞蛋又有雞蛋白與雞蛋黃之分。據營養學家分析，雞蛋清與雞蛋黃含有的營養成分各異。

在一百克雞蛋清（即雞蛋白）中，含水分八十七克，固形物十三克。其中蛋白質十克，脂肪○・一克，碳水化合物一克，灰分○・六克，鈣十八毫克，磷十六毫克，鐵○・三毫克，核黃素○・二六毫克，尼克酸○・一毫克，不含視黃醇和抗壞血酸。在十克蛋白質中，卵白蛋白占百分之七十五，卵類黏蛋白占百分之十五，卵黏蛋白占百分之七，伴白蛋白占百分之三。卵白蛋白是一種含磷蛋白質，卵類黏蛋白是一種混合物，其中含有溶酶菌、卵蛋白酶抑制物、卵類黏蛋白、卵糖蛋白、卵黃素蛋白。

雞蛋清的蛋白質在營養上是優良的，因它含所有的必需氨基酸，而含脂類甚少，也只含百分之○・四的游離葡萄糖。

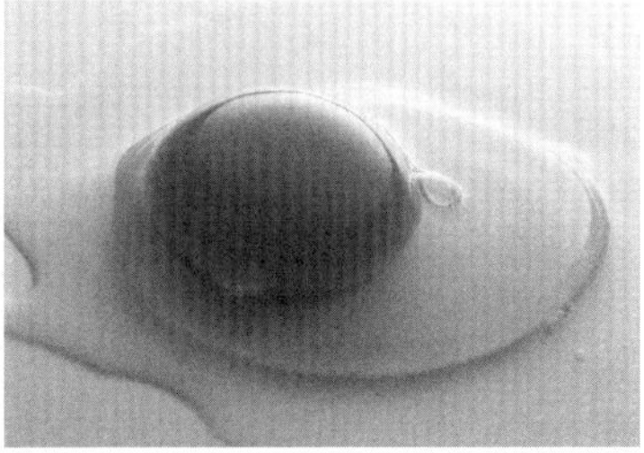

在一百克雞蛋黃中，含蛋白質十三・六克，脂類三十克，碳水化合物一克，灰分一・六克，鈣一百三十四毫克，磷五百三十二毫克，鐵七毫克，視黃醇三千五百國際單位，硫胺素○・二七毫克，核黃素○・三五毫克，尼克酸微量，蛋白質有卵黃磷蛋白、卵黃球蛋白以及五種唾液酸糖蛋白。

雞蛋黃含大量脂肪性物質，其中約百分之十為磷脂，而磷脂中又以卵磷脂為主。脂肪性物質中的脂肪酸主要是油酸、亞油酸、亞麻酸、飽和酸。雞蛋黃含膽固醇量約百分之一・三，葡萄糖約百分之○・三。

雞蛋性味性平，味甘。滋陰，潤燥，養血，安胎。適宜體質虛弱，營養不良，貧血及婦女產後病後調養；適宜嬰幼兒發育期補養。老年高血壓、高血脂、冠心病人，宜少量食用雞蛋，一般每日不超過一個，不宜多食，這樣限量食用，既可補充優質蛋白質，又不影響血脂水準。

近代醫學家們從生理病理變化和臨床實踐觀察發現，少量地常吃雞蛋，對老人有很大益處，不但能增加營養，還有助於延緩衰老。

蛋黃中含有豐富的鐵質，易被消化吸收，是嬰幼兒良好的補鐵食品。出生嬰兒體內鐵質儲藏較多，但到五至六個月以後就逐漸減少，所以，在嬰兒出生四個月後就必須補充鐵劑，蛋黃是最理想食品。

一般地說，六個月以內的嬰兒每天以吃四分之一至三分之一個蛋黃為妥，六個月至一歲吃二分之一個蛋黃為宜，一至一·五歲，每天以不超過一個蛋黃為好，一·五至二·五歲的幼兒可以隔日吃一個雞蛋，二·五至三·五歲才可以每天吃一個雞蛋。

雞蛋宜和大豆或蔬菜同吃。因為雞蛋與大豆合吃，可以大大提高大豆蛋白的生理價值。又因雞蛋的抗壞血酸含量很少，所以，吃雞蛋時配食蔬菜為最好。

患高熱、腹瀉、肝炎、腎炎、膽囊炎、膽石症之人忌食。病人發高熱之時，因消化液分泌減少，各種消化酶的活力下降，應吃清淡飲食，少吃含有高蛋白的蛋類，否則會引起食慾下降，腹脹，腹瀉，不利於康復。

蛋黃中含有大量的脂肪和膽固醇，而這兩者均需在肝臟內代謝，使肝臟的負擔過重，不利於肝炎的恢復。

腎炎患者腎功能和新陳代謝減退，尿量減少時，體內代謝產物不能全部由腎臟排出體外，若再過多地食用雞蛋，體內尿素增多，使腎臟病情加重，甚至出現尿毒徵。所以，任何腎病當出現腎功能衰竭時，應忌食雞蛋。

●雞蛋與味精相剋

雞蛋不宜以味精作其調味料，二者不宜同食。

這是因為，雞蛋本身含有許多與味精成分相同的谷氨酸。在炒雞蛋的時候放入味精，不但浪費了味精，而且還會破壞和掩蓋了雞蛋的天然鮮味，因此，炒雞蛋的時候不宜放入味精作調料。

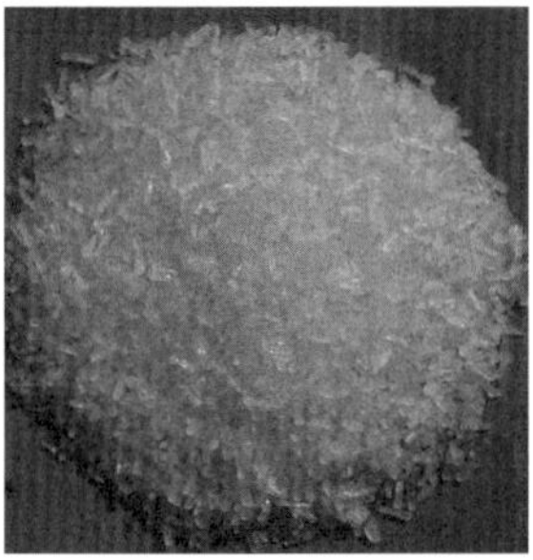

●雞蛋與兔肉相剋

《本草綱目》中說：「雞蛋同兔肉食成泄痢。」兔肉性味甘寒酸冷，雞蛋甘平微寒，二者都含有一些生物活性物質，共食會發生反應，刺激腸胃道，引起腹瀉。

單從食物藥性來看，並不存在相背。但二者各有一些生物活性物質，若同炒共食，會產生生化反應，易產生刺激腸胃道的物質而引起腹瀉。

所以，雞蛋與兔肉不宜同炒共食。

●雞蛋與鯉魚相剋

雞蛋不宜與鯉魚共食。懷孕婦女對此更應特別注意。早在《本草綱目》中已有記載：「妊婦以雞子鯉魚同食，令兒生瘡。」

雞蛋與鯉魚配食，生活中不太多見，因為魚類總有腥氣，與雞蛋同燒易生異味。

所以，雞蛋不宜與鯉魚共食。

●雞蛋與蔥相剋

雞蛋不宜與蔥同食。這一說法早在《本草綱目》中已有記載：「雞子和蔥蒜食之，氣短。」

蔥是辛溫之品。《本草綱目》：「寇宗奭曰，蔥主發散，多吃昏人神。」又，朱震亨曰：「大蒜屬火，性熱喜散。」

此外，蔥有特殊氣味，皆因含有揮發性物質，有刺激性，能使局部血管擴張，故其性熱。而雞蛋甘平性涼，有滋陰鎮靜作用。蔥與雞蛋在性味與功能上皆不相合。所以，雞蛋不宜與蔥同食。

至於說「氣短」，係指個別對刺激性食物或某些蛋白質有過敏現象之人（如支氣管炎或支氣管過敏性哮端病人）被誘發了哮喘。遂認為「雞蛋與蔥蒜合食，令人氣短」。此條亦為古人誤解。妙雞蛋加蔥，乃司空見慣，並未見有不良後果。

●雞蛋與橘子相剋

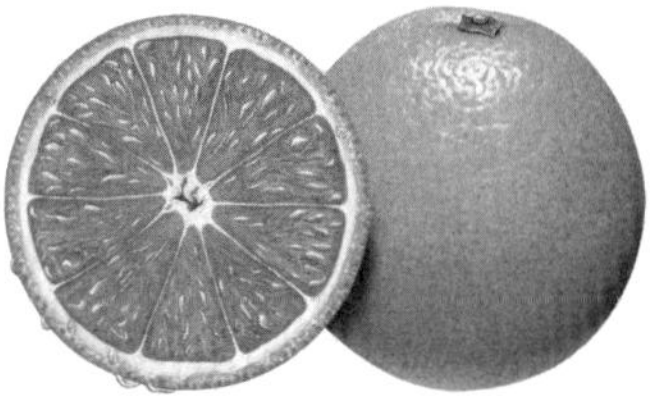

雞蛋含有豐富的蛋白質，若和含有豐富果酸的橘子等水果同時食用，果酸會使蛋白質凝固，影響蛋白質的消化和吸收，甚至產生不良症狀。

所以，雞蛋不宜和橘子同時食用。

水產類

水產品味道鮮美，營養豐富，是蛋白質的重要來源。水產品食物相剋，古籍所載及民間流傳的說法很多，如同畜禽肉類一樣，有許多問題，至今機理不明，要從分子水準上解釋這些問題，尚需一段時間，還有待於科學的發展，特別是食品營養化學、生物化學、無機生物化學和醉學等學科的發展。

目前，對於水產品和其他食物之間的相剋，我們能夠解釋的，可以提出兩點：

一是酶及其它生物活性物質的生物化學反應。水產品的組織比起哺乳動物脆弱得多，含有各種生物催化劑——酶以及其他生物活性物質、氮基酸、游離氨基酸以及化學性非常活躍的微量元素。這些物質很容易與其他食物中的有機成分產生化學反應。這些反應有的對人體有益，有的對人體有害，有的提高了營養價值，有的降低了營養素的吸收率。凡產生不良反應的就是相剋。

二是有毒的水產品。我國有毒魚類約一百七十餘種（全世界六百餘種），按其毒性來源又可以分為固有毒性魚類、獲得毒性魚類、組織胺毒魚類等三大類。食用有毒魚類後，會出現不同的中毒現象。由於魚在烹調過程中，總要搭配些作料或其他食物，而種種中毒現象往往被認為是食物相剋。

一、鯉魚

俗名赤鯉、黃鯉、白鯉。《神農本草經》將其列為上品，南北朝·陶弘景說：「鯉魚為諸魚之長，為食品上味。」每一百克鯉魚肉中，含蛋白質十七·七克，脂肪五·一克，鈣二十五毫克，磷十七·五毫克，鐵一·六毫克，以及維生素B_1、B_2、C、P等。

鯉魚性平，味甘。滋補，健胃，利水，催乳。適宜腎炎水腫，黃疸肝炎，肝硬化腹水，心臟性水腫，營養不良性水腫，腳氣浮腫之人食用；適宜婦女妊娠水腫，胎動不安，產後乳汁缺少之人食用；適宜咳喘者食用。

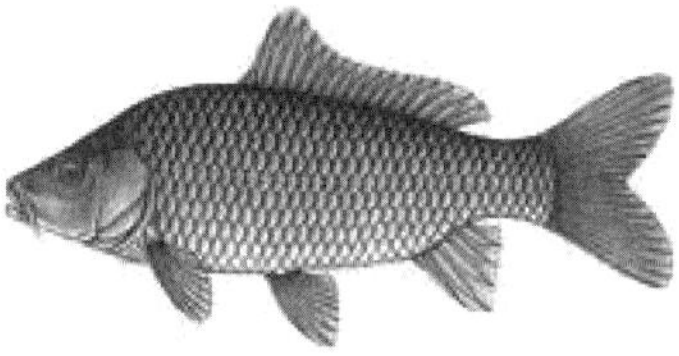

《日華諸家本草》：「鯉魚，治懷妊身腫，及胎氣不安。」《本草綱目》：「鯉，其功長於利小便，故能消腫脹，黃疸，腳氣，喘嗽，濕熱之病，煮食下水氣，利小便。」《本草求真》：「凡因水氣內停，而見咳氣上逆，黃疸，水腫，腳氣等症，服此則能以消，治孕婦水腫亦然。」

根據群眾經驗，鯉魚為發物，鯉魚兩側各有一條如同細線的筋，剖洗時就應抽出去掉。根據前人經驗，鯉魚忌與綠豆、狗肉一同食用。凡患有惡性腫瘤，淋巴結核，紅斑性狼瘡，支氣管哮喘，小兒痄腮，血栓閉塞性脈管炎，癰疽疔瘡，蕁麻疹，皮膚濕疹等疾病之人均忌。

唐・孟詵：「天行病後下痢及宿症，俱不可食。服天門冬、朱砂人不可食。不可合犬肉及葵菜食。」《隨息居飲食譜》：「多食熱中，熱則生風，變生諸病，發風動疾，天行病後及有宿症者，均忌。」

●鯉魚與小豆藿相剋

《金匱要略》：「鯉魚不可合小豆藿食之。」藿即葉子，小豆葉嫩時可食，以藿作食，近世已不多見。李時珍曰：「小豆利小便，而藿止小便，與麻黃發汗而根止汗，意同，物理之異如此。」

鯉魚能利水消腫，而豆藿與鯉魚功能相反，故不宜配食。

●鯉魚與紅豆相剋

《飲膳正要》云：「小豆不可與鯉魚同食」。紅豆甘酸鹹

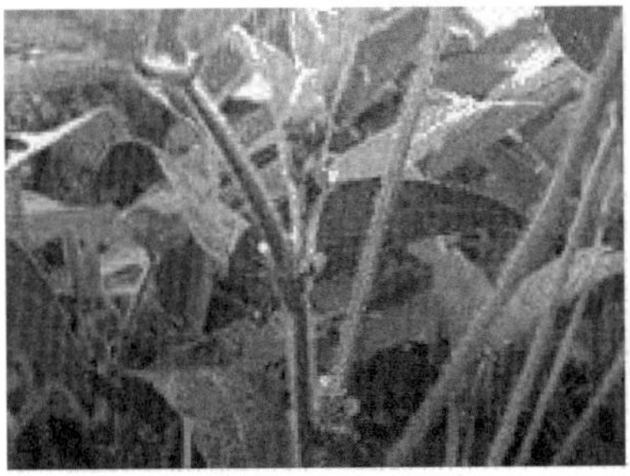

冷，功能下水腫利小便，解熱毒散惡血，而鯉魚亦能利水消腫，二者同煮，利水作用更強，食療中以鯉魚紅豆湯治腎炎水腫，係對病人而言，正常人不可服用。

●鯉魚與鹹菜相剋

魚類的肉屬於高蛋白食品。鹹菜在醃製過程中，其含氮物質部分轉變為亞硝酸鹽，當鹹菜與魚一起燒煮時，魚肉蛋白質中的胺與亞硝酸鹽化合為亞硝胺，這是一種致癌物質，可引起消化道癌腫，故魚與鹹菜不宜配食。

●鯉魚與麥醬相剋

《本草綱目》引述蘇頌曰：「麥醬和鯉魚食生口瘡。」

中醫謂口瘡的起因，多由於心火或胃熱。麥醬性味甘鹹，製作時必放辣椒、花椒、茴香等香料，此皆辛熱動火之物；寇宗爽曰：「鯉魚至陰之物，陰極則陽復。」《素問》言：「魚熱中，多食之能發風熱。」是麥醬與鯉魚皆能引發風熱。心火上炎則舌瘡，胃火上炎則口靡。故鯉魚與麥醬合食，久之必發口瘡。

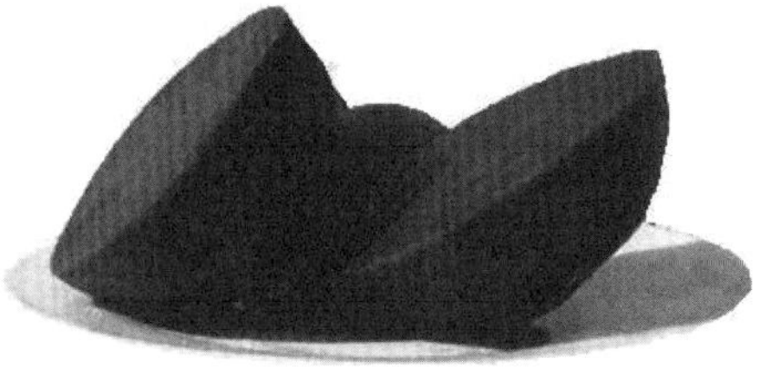

二、鯽魚

俗名脊魚、鮒魚。鯽魚為淡水內河魚，《呂氏春秋》云：「魚之美者，有洞庭之鮒。」觀此則鯽魚為佳品，自古尚矣。

在每一百克鯽魚肉中，含蛋白質十三克，脂肪一・一克，鈣五十四毫克，磷二〇三毫克，鐵二・五毫克，硫胺素〇・〇六毫克，核黃素〇・〇七毫克，尼克酸二・四毫克，視黃醇五十國際單位，硫胺素三八〇微克，核黃素一百微克等。

鯽魚性平，味甘。健脾，益氣，利水，通乳。適宜慢性腎炎水腫，肝硬化腹水，營養不良性浮腫之人食用；適宜孕婦產後乳汁缺少之人食用；適宜脾胃虛弱，飲食不香之人食用；適宜小兒痲疹初期，或痲疹透發不快者食用；適宜痔瘡出血，慢性久痢者食用。

《唐本草》：「合蓴作羹，主胃弱不下食。」《本草經疏》：「鯽魚調味充腸，與病無礙，諸魚中惟此可常食。」《本草圖經》：「鯽魚，性溫無毒，諸魚中最可食。」《醫林纂要》：「鯽魚性和緩，能行水而不燥，能補脾而不濡，所以可貴耳。」

鯽魚補虛，諸無所忌。但感冒發熱期間不宜多吃。根據前人經驗，鯽魚不宜和大

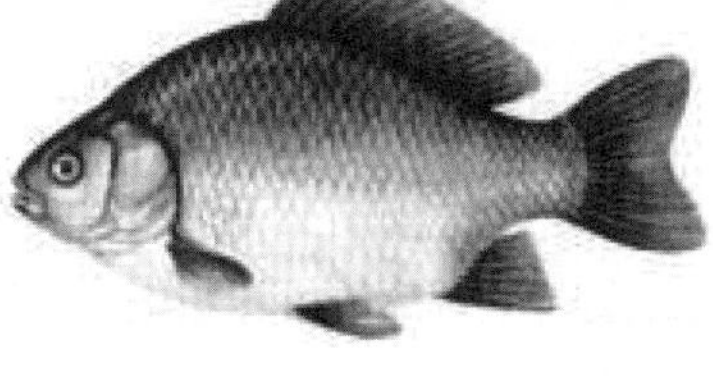

蒜、砂糖、芥菜、豬肝、雞肉、野雞肉、鹿肉，以及中藥麥冬、厚朴一同食用。

張鼎：「和蒜食少熱，同砂糖食生疳蟲，同芥菜食成腫疾，同豬肝雞肉雉肉鹿肉猴肉食生癰疽，同麥門冬食害人。」《本經逢原》：「鯽魚，有反厚朴之戒，以厚朴泄胃氣，鯽魚益胃氣。」《隨息居飲食譜》：「外感邪盛時勿食，嫌其補也，餘無所忌。」《飲食須知》：「鯽魚子忌同豬肝食。」

●鯽魚與野雞相剋

《金匱要略》：「鯽魚不可合猴雉肉食之」。《本草綱目》引述：「鯽魚和蒜食少熱，同砂糖食生疳蟲，同芥菜食成腫疾，同豬肝、雞肉、雉肉、鹿肉、猴肉食生癰疽。」

大凡魚類與禽類，不宜合食（指同煮），主要因其生化反應複雜，有些機理尚不明確。

●鯽魚與砂糖相剋

《飲膳正要》：「鯽魚不可與糖同食。」《本草綱目》引述：「鯽魚同砂糖食，生疳蟲。」

白砂糖甘寒冷利；赤砂糖性甘溫未經提純，含鐵、錳、鋅、鉻等微量元素及核黃素、胡蘿蔔素、尼克酸等，營養價值高於白糖；飴糖經糧食發酵用麥芽促使糖化而成，含有多種酶類（澱粉酶、蛋白分解酶、脂化酶、轉化糖酶，基酸酶）及磷酸、乳酸、維生素B等等。各種糖的成分性能有很大區別，究竟哪種糖不宜與鯽魚同食，各書均無交代，但糖醋魚為當世美餚，盡人皆知，未見不良後果。

說「生瘡蟲」，恐屬誤解。如鯽魚洗的不淨，又烹調不熟，寄生蟲污染，小兒食「生瘡蟲」亦非罕見。

●鯽魚與豬肝相剋

豬肝不宜與鯽魚同食，恰如《本草綱目》云：「鯽魚同雞肉、雉肉、鹿肉食生癰疽。」

這是因為，鯽魚性味甘溫，具有益氣健脾、清熱解毒、利水消腫、通脈下乳之功效。豬肝與鯽魚不合，蓋指不宜同烹共炒。如果將二者混合烹調或配炒，將會產生癰疽。因為二者混合烹調或配炒會產生一些不利於人體的因素，食用後會引起一些不良的生理效應。

所以，豬肝不宜與鯽魚同烹共炒，不利於健康。

●鯽魚與豬肉相剋

豬肉不宜與鯽魚同食的說法早在《飲膳正要》中已有記載：「鯽魚不可與豬肉同食。」

這是因為，鯽魚性味甘溫，豬肉性味酸冷，微寒，他們的性味功能稍有不同。如果將它們分別作為兩道菜，偶食無妨。但是，如果將豬肉與鯽魚在一起烹調或配炒，則是不太合適的。因為將二者在一起烹調會產生不良反應，是不利於健康的。

此外，魚類皆有魚腥味，一般不與豬肉配食。

三、甲魚

俗名團魚、元魚、王八、老鱉、鱉。人們喜愛食用甲魚，因為它是一種高蛋白、低脂肪的滋補品，尤以五百多克重的母鱉為佳。母鱉體厚尾巴短，甲裙厚，肉肥，味最美，公鱉則體薄尾巴長。

每一百克甲魚肉中含蛋白質十六・五克，脂肪一克，碳水化合物一・六克，鈣一・七毫克，磷一三五毫克，鐵一・四毫克，硫胺素〇・六二毫克，核黃素〇・三七毫克，尼克酸三・七毫克。

甲魚性平、味甘。具有滋陰、補虛、涼血、軟堅、抗癌等功能。適宜體質衰弱，肝腎陰虛，骨蒸勞熱，營養不良之人食用；適宜肺結核及肺外結核低燒不退之人食用；適宜慢性肝炎，肝硬化腹水，肝脾腫大，糖尿病，以及腎炎水腫之人食用；適宜各種類型的癌症患者及放療化療後食用；適宜乾燥綜合徵患者食用；適宜高血脂，動脈硬化，冠心病，高血壓患者食用；適宜低蛋白血症患者食用；適宜腳氣病患者食用。

唐・孟詵：「婦人漏下五色，羸瘦，宜常食之。」《隨息居飲食譜》：「鱉甘平，滋肝腎之陰，清虛勞之熱，宜蒸煮食之。」

甲魚滋膩，久食敗胃傷中，導致消化不良，故食慾不振，消化功能減退，孕婦或產後虛寒，脾胃虛弱腹瀉之人忌食；患有慢性腸炎、慢性痢疾、慢性腹瀉便溏之人忌食。根據前人經驗，鱉肉忌與桃子、莧菜、馬齒莧、白芥子、雞蛋、豬肉、兔肉、鴨子、薄荷一同食用。

《本草拾遺》：「凡鱉之三足者、赤足者、獨目者、頭足不縮者、其目凹陷者、腹下有王字卜字文者、腹下蛇文者，並有毒殺人，不可食。」《本草求真》：「鱉和雞子、莧菜食，則令人生鱉，同豬兔鴨食，則能損人，同芥子食則生惡瘡，與妊婦食則生子項短，同薄荷食則能殺人。」《本草從新》：「脾虛者大忌。」《隨息居飲食譜》：「鱉，多食滯脾，孕婦及中虛，寒濕內盛，時邪未淨者，切忌之。」

●甲魚與莧菜相剋

《金匱要略》：「鱉肉不可合莧菜食之。」吳謙注云：「龜鱉皆與莧菜相反，若合食，必成鱉瘕。」《飲膳正要》：「莧菜不可與鱉肉同食。」《本草綱目》言「莧菜味甘，性冷利（注：利，滑的意思），令人冷中損腹。」鱉肉亦性冷，二者同食難以消化。可形成腸胃積滯。

又：鱉瘕，近乎現代醫學中所說的肝脾腫大，和中醫所說的「痞塊」。可能由莧菜與鱉肉中的生化成分所產生之不良作用引起。機理尚待進一步研究。

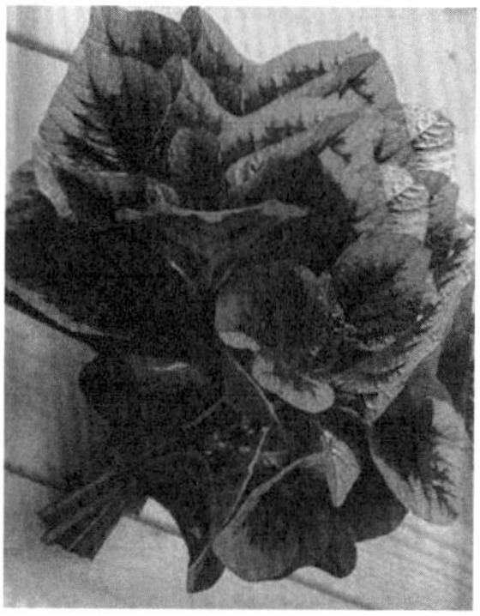

●鱉肉與豬肉、兔肉、鴨肉相剋

《本草綱目》引述，孫思邈曰：「鱉肉不可合豬、兔、鴨肉食，損人」。豬、兔、鴨之肉皆屬寒性，鱉肉性冷，故不宜配食。

●鱉肉與鴨卵相剋

《金匱要略》：「鴨卵不可合鱉肉食之。」鴨卵甘鹹微寒，清代吳謙在此條下注云：「二物性寒發冷氣，不可合食。」從食物藥性學角度觀之，二物皆屬涼性，素質虛寒之人，尤忌合食。

●鱉肉與芥末相剋

《本草綱目》引述孫思邈曰：「鱉肉不可合芥子食，生惡瘡。」芥子氣味辛熱，能溫中利氣，白芥子辛烈更甚。與鱉肉同食，冷熱相反，於人不利。故食鱉肉不宜加芥末作為調料。

●甲魚與雞蛋相剋

唐・孟詵：「雞子動風氣，不可多食。」《隨息居飲食譜》：「多食動風阻氣，諸外感及瘧、疸、痞滿、肝鬱、痰飲、腳氣、痘瘡，皆不可食。」《本草滙言》：「胸中有宿食積滯未清者，勿宜用。」

《飲食須知》：「多食動風氣。同蔥蒜食，令氣短。同韭食，成風痛。同鱉肉食，損人。同兔肉食，成瀉痢。雞子鯉魚同食，令兒生瘡。同糯米食，令兒生寸白蟲。小兒患痘疹者，不惟忌食，禁嗅其煎食之氣，恐生翳膜也。」

四、鱔魚

俗名黃鱔、長魚。鱔魚分佈很廣，全國各地均有。每一百克鱔魚肉中含蛋白質十八・八克，脂肪〇・九克，灰分一克，鈣三十八毫克，磷一五〇毫克，鐵一・六毫克，亦屬一種高蛋白低脂肪補益食品。

鱔魚性溫，味甘。具有補虛損、強筋骨、去風濕等功效。適宜身體虛弱，氣血不足，營養不良之人食用；適宜氣虛之人脫肛，子宮脫垂，婦女勞傷，內痔出血之人食用；適宜風濕痹痛，四肢酸疼無力之人食用；適宜糖尿病患者食用；適宜高血脂，冠心病，動脈硬化者食用。

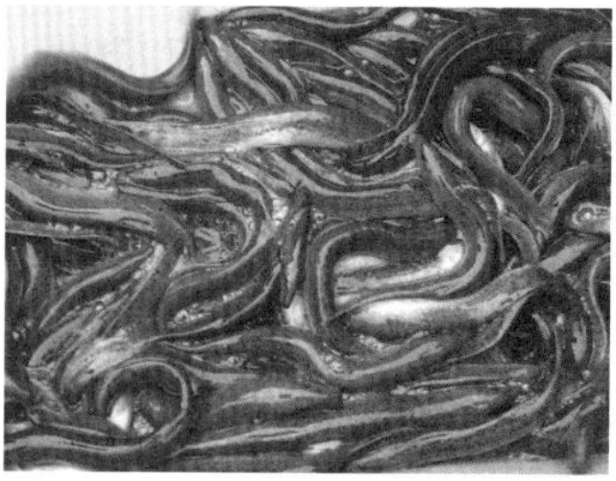

《滇南本草》：「鱔魚添精益髓：，壯筋骨。」《隨息居飲食譜》：「鱔魚甘熱，補虛助力，善去風寒濕痹，通血脈，利筋骨。宜與豬脂同煨。」

黃鱔動風，有瘙癢性皮膚病者忌食，有痼疾宿病者，如支氣管哮喘、淋巴結核、癌症、紅斑性狼瘡等，應謹慎食用。《別錄》：「時行病起，食之多復。」《本草經疏》：「凡病屬虛熱者，不宜食。」《隨息居飲食譜》：「多食動風，發疥，患霍亂損傷，時病前後，瘧、疸、脹滿諸病，均大忌。」《本草衍義》：「鱔魚，也謂之黃鱔，又有白鱔，皆動風。」

有毒的黃鱔易被誤認為食物相剋。一般黃鱔無毒，味道鮮美，但在下述兩種情況下則有毒：

一是水域污染，水中有毒物質在鱔體內積聚，達到一定濃度，人如誤食，輕則致病，重則喪命。

二是組胺中毒，黃鱔體內蛋白質含量很高，其中有游離的組氨酸，黃鱔死後，由於微生物的生長繁殖形成大量組氨酸脫羧酶，組氨酸在脫羧酶催化下，發生脫羧反應，而形成組胺。人吃了含組胺的黃鱔也會中毒。

人們若在進食有毒黃鱔時配食他物，則很容易誤認為食物相剋。不僅黃鱔，其他魚類亦有類似情況。

●黃鱔與狗肉、狗血相剋

《金匱要略》「鱔不可合犬血食之。」（清・吳謙注云：助熱動風，合食不宜）；《本草綱目》：「鱔魚不可合犬肉犬血食之。」狗肉、狗血，皆有溫熱動火、助陽之性，黃鱔甘而大溫，陶弘景曰：「黃鱔性熱能補，時行病後食之，多復。」指能使舊病復發。二者同食，溫熱助火作用更強，不利於常人；且黃鱔有腥氣，更不能與狗肉同煮。近世亦無此烹調習慣。古代人從二者合食中，必有教訓，故筆之於書。

●鱔魚與菠菜相剋

鱔魚的食物藥性味甘大溫，可補中益氣，除腹中冷氣。而菠菜性甘冷而滑，下氣潤燥，據《本草綱目》記載，可以「通腸胃熱」，由此可見，二者食物藥性的性味功能皆不相協調。而且鱔魚油煎多脂，菠菜冷滑，同食也容易導致腹瀉，所以二者不宜同食。

五、鰻 魚

俗名白鱔、鰻鱺魚。據營養學家分析，每一百克鰻魚肉中含蛋白質十四·五克，脂肪八克，灰分一·四克，鈣一六六毫克，磷二一一毫克，鐵一·八毫克，視黃醇三千國際單位，硫胺素十微克，核黃素一百微克，尼克酸三毫克，抗壞血酸十五毫克。而鰻肝中含維生素尤其豐富，每一百克中含視黃醇一·五萬國際單位，硫胺素三百微克，核黃素五百毫克。

鰻魚性平，味甘。具有補虛、養血、抗癆等功效。適宜體虛衰弱、貧血，尤其適宜患有肺結核、淋巴結核、肺癆潮熱、小兒

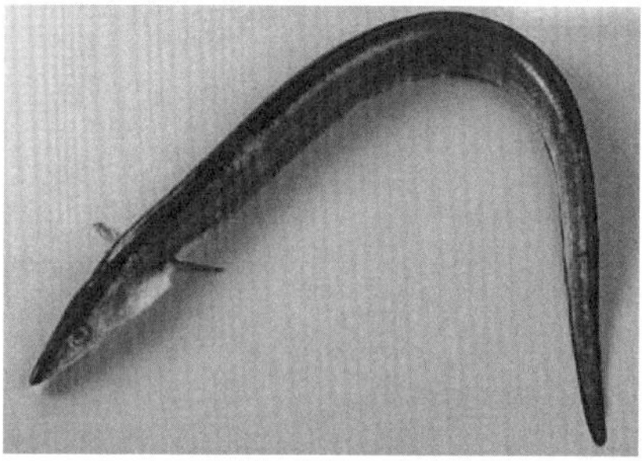

疳癆者食用；適宜痔瘡痔漏者食用；適宜腳氣病人食之；適宜腰酸痛者食用；適宜夜盲症食用；適宜小兒疳眼（角膜軟化症）者食用；適宜神經衰弱之人食用；適宜男子體虛陽痿，女子體弱帶下者食用；適宜風濕骨痛者食用；適宜視黃醇缺乏者食用。

《食療本草》：「療婦人帶下百病。」唐孟詵：「以五味煮食，甚補益，患諸瘡瘺癧瘍風人宜長食之，濕腳氣人服之良。」《本草經疏》：「五痔瘡瘺人常食之，大有益也。」《日華子本草》：「治勞，補不足，暖腰膝，起陽。」

風寒感冒發燒期間忌食；病後脾腎虛弱、痰多、泄瀉者忌食；孕婦及高血脂症和肥胖之人亦當忌食。有痼疾宿病者，如支氣管哮喘、皮膚瘙癢症、癌症、紅斑性狼瘡等，應謹慎食用。根據前人經驗，婦女在懷孕期間忌食，鰻鱺也忌與白果同食。

宋・寇宗爽：「動風。」《本草經疏》：「妊娠食之，令胎有疾，脾胃薄弱易泄者勿食。」《本草求原》：「脾腎虛滑及多痰人勿食。」《隨息居飲食譜》：「多食助熱發病，孕婦及時病忌之。」《日用本草》：「與銀杏同食患軟風。」

●鰻魚與牛肝相剋

有些《農民曆》附《食物相剋中毒圖解》中將鰻魚與牛肝列為相剋食物。《本草綱目》記載鰻魚肉有毒，主要是其中某些生物活性物質，對人體產生一定的不良作用。牛肝營養豐富，所含生物活性物質極為複雜，二者同食更易產生不利於人體的生化反應。偶爾食之可能無妨，多食常食，必然有害。

所以，牛肝與鰻魚不宜長時間同食。

●鰻魚與銀杏相剋

《本草綱目》：「鰻魚肉性味甘平有毒。」「鰻魚與銀杏同食，患軟風。」《日用本草》：銀杏「同鰻鱺魚食患軟風。」銀杏性溫有小毒，生物活性物質，同食則產生不利於人體之生化反應。且銀杏本身含有氫氰酸，過量食用可出現嘔吐、發熱煩躁、呼吸困難等中毒病症，嚴重時可中毒致死。

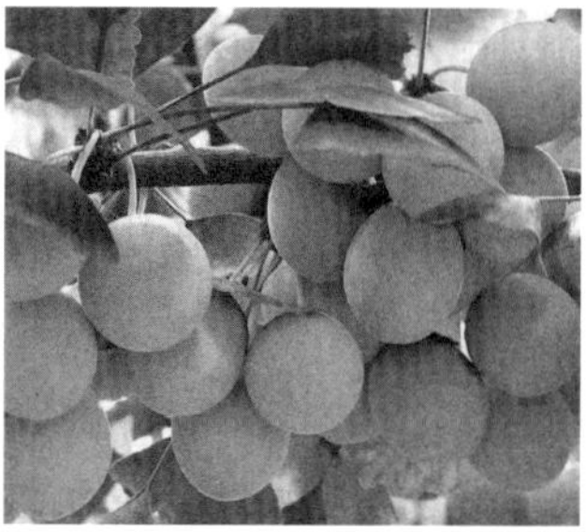

所以，食鰻魚勿食銀杏，小兒尤記。

六、田　螺

據分析，每一百克田螺肉含蛋白質高達十八克以上，所含脂肪不到一克，熱量低。無機鹽中，鈣一三五七毫克，磷一九一毫克，鐵十九·八毫克，以及硫胺素、核黃素、視黃醇和尼克酸等。所以，有學者認為田螺肉的營養成分和含量組成，優於板鴨、鵝肉、雞蛋、豬肉等，不亞於鯽魚、海參、魷魚、墨魚等。

常吃田螺肉，可以滋陰補腎，明目、增強肌肉彈性，使皮膚光滑細嫩，有多種保健功能。

田螺性大寒，味甘鹹。具有清熱、解暑、利尿、止渴、醒酒等功效。適宜黃疸，水腫，小便不通，痔瘡便血，腳氣，消渴，風熱目赤腫痛以及醉酒之人食用；適宜糖尿病，癌症，乾燥綜合徵者食用；也適宜肥胖症，高血脂症，冠心病，動脈硬化，脂肪肝者食用。

南北朝陶弘景：「煮汁療熱，醒酒，止渴。」《本草拾遺》：「煮食之，利大小便，去腹中結熱，目下黃，腳氣沖上，小腹結硬，小便赤澀，腳手浮腫。」

凡屬脾胃虛寒，便溏腹瀉之人忌食。因田螺性大寒，故風寒感冒期間忌食，女子行經期間及婦人產後忌食，素有胃寒病者忌食。清王孟英：「多食寒中，脾虛者忌。」《本草經疏》：「目病非關風熱者不宜用。」《本經逢原》：「多食令人腹痛泄瀉。」

●田螺與木耳相剋

木耳性味甘平，除含有蛋白質、脂肪、維生素、礦物元素（鈣、鐵、磷）之外，還含有磷脂、甾醇、植物膠質等營養成分。這些類脂質及膠質，與田螺中的一些生物活性物質起不良的反應，從食物藥性來說，寒性的田螺，遇上滑利的木耳，不利於消化，故不宜同食。

●田螺與蛤相剋

蛤有多種，如海蛤、文蛤、蛤蜊等，性味大多鹹寒或鹹冷，不宜與螺配食，亦不宜多食。

另外，有些貝類由於攝食有毒藻類，往往含有一種神經毒稱為石房蛤毒素，人食蛤肉後，毒素迅速被釋放，引起麻痹性中毒。極易被誤為食物相剋。

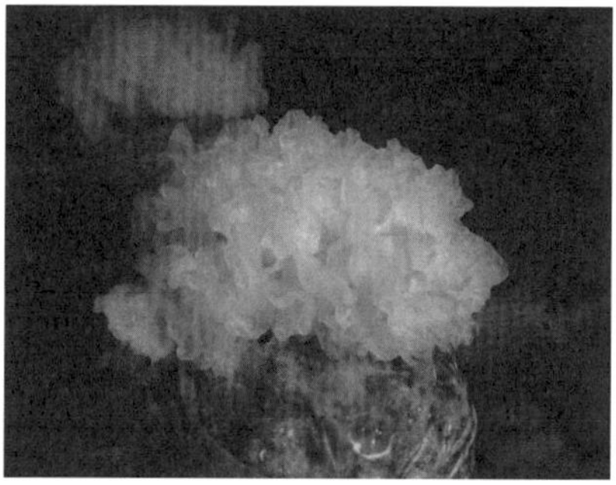

●田螺與冰相剋

冰製品能降低人的腸胃溫度，削弱消化功能，田螺性寒，食用田螺後如飲冰水，或食用冰製品都可能導致消化不良或腹瀉，所以二者不可同食。

●田螺與豬肉相剋

豬肉酸冷寒膩，田螺大寒，二物同屬涼性，且滋膩易傷腸胃，故不宜同食。

七、菱角

俗名菱角、水菱、烏菱、菱芰。菱角，果蔬兼用，早在唐代還被皇帝指定為貢品礦菱營養豐富，據分析，菱肉含澱粉百分之二十四，蛋白質百分之五・九，脂肪百分之〇・五，還含有葡萄糖、維生素B和鈣、磷、鐵等營養物質。

菱為果生吃，以嫩菱為上品，質鮮爽口；熟食則以老菱為上乘，肉質雪白如玉。菱角對癌細胞的變性和組織增生均有抑制作用。據日本東京醫科大學的一項實驗結果表明，多角菱（特別是四角菱）的抗癌效果最好。

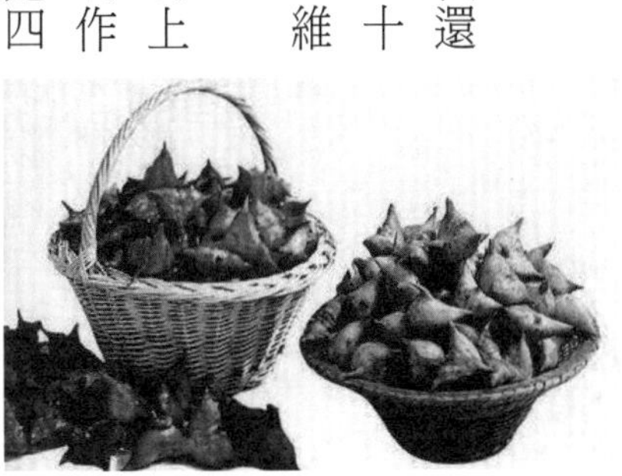

生菱適宜盛夏酷暑或發熱口渴之時食用，可以解暑熱，去煩渴，清熱生津；熟菱適宜脾胃氣虛，慢性腹瀉之人，也適宜充饑代糧食用；菱角適宜食道癌、胃癌、子宮頸癌，以及乳房癌患者食用。《齊民要術》：「菱芰中米，上品藥，食之安神補臟，養神強志，除百病，益精氣，耳目聰明，輕身耐老。」

生菱性冷，脾胃虛寒之人以及糖尿病者忌食。《本經逢原》：「患瘧痢人勿食。」《隨息居飲食譜》：「鮮者甘涼，多食損陽助濕，胃寒脾弱之人忌之。熟者甘平，多食滯氣，胸腹痞脹者忌之。」《飲食須知》：「生食多傷臟腑，損陽氣，痿莖，生蟯蟲。熟食多令腹滯氣。」

●菱角與蜂蜜相剋

菱角不宜與蜂蜜同食的說法由來已久。《飲膳正要》：「李子、菱角不可與蜜食。」李時珍曰：「菱寒芡暖」，「生者性冷而乾者則性平」。孟詵曰：「菱，生食性冷利，多食傷人臟腑（令人腹脹），損陽氣，痿莖、生蟯蟲。」可見生菱屬於涼性，多食令人腹脹；生蜜性涼滑潤，二者同食，易致消化不良，腹脹腹瀉。此指生菱與生蜜不宜同食。

《名醫別錄》：「菱，蒸暴，和蜜餌之，斷穀長生。」此言菱不僅不與蜜相剋，和蜜食之反可以「斷穀長生」。此指熟菱配蜜而食，有益於身體。可見生食與熟食，其性能功效，迥然不同。《飲膳正要》菱蜜不可同食之說，是指前者。

●菱角與豬肉相剋

菱角，味道鮮美，脆嫩多汁、營養豐富。據測定，菱角含有澱粉、蛋白質、脂肪，還有葡萄糖、抗壞血酸、維生素B、菱色甾四烯和鈣、磷、鐵等元素。因此，菱角具有健身益氣、補益腸胃的作用。

古人曾有這樣的說法：「平常服之，能輕身耐老。」但因菱角味甘、澀、性平，豬肉肥膩，兩者共食宜引起脾虛、消化不良、肚子脹痛。

所以，豬肉與菱角不宜同食。

八、蟹

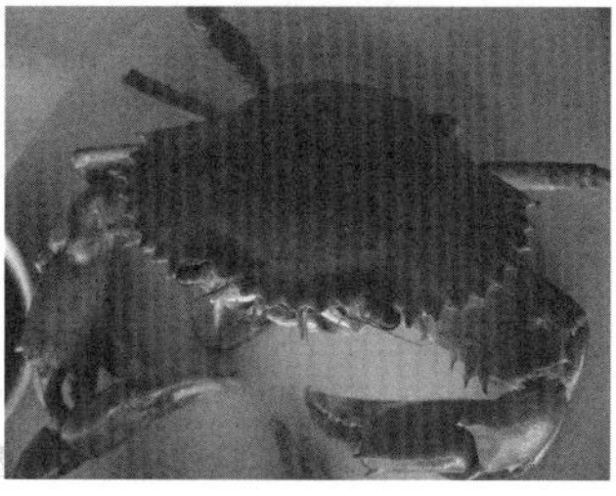

俗名螃蟹。在每一百克蟹肉中，含蛋白質十四克，脂肪二・六克，碳水化合物〇・七克，灰分二・七克，鈣一四一毫克，磷一九一毫克，鐵〇・八毫克，視黃醇二百三十國際單位，硫胺素〇・〇一毫克，核黃素〇・五一毫克，尼克酸二・一毫克，蟹肉中含有十多種游離氨基酸，其中谷氨酸、甘氨酸、脯氨酸、組氨酸、精氨酸含量較多。

蟹性寒，味鹹。具有清熱、散瘀血、通經絡等功效。適宜跌打損傷，筋斷骨碎，瘀血腫痛之人食用；適宜產婦胎盤殘留，或孕婦臨產陣縮無力，胎兒遲遲不下者食用，尤以蟹爪為好。在煮食螃蟹時，宜加入一些紫蘇葉、鮮生薑，以解蟹毒，減其寒性。

唐・孟詵：「蟹，主散諸熱，治胃氣，理筋脈，消食。醋食之，利肢節。」《隨息居飲食譜》：「蟹，甘鹹寒，補骨髓，利肢節，續絕傷，滋肝陰，充胃液，養筋活血。爪可催產，墮胎。」《本草經疏》：「跌打損傷，血熱瘀滯者宜之。」

平素脾胃虛寒，大便溏薄，腹痛隱隱之人忌食；風寒感冒未癒者，或宿患風疾，包括頑固性皮膚瘙癢疾患之人忌食；月經過多、痛經、懷孕婦女忌食螃蟹，尤忌食蟹爪。切忌食生蟹及未煮熟的蟹。民間雖有「生吃螃蟹活吃蝦」的說法，但這是不可取的；蟹忌同柿子、兔肉、荊芥一起食用。

《本草衍義》：「此物極動風，體有風疾人，不可食。」《本草綱目》：「蟹不可同柿及荊芥食，發霍亂，動風。」《本草經疏》：「脾胃寒滑，腹痛喜熱惡寒之人，鹹不宜服。」《本經逢原》：「蟹與柿性寒，所以二物不宜同食，令人泄瀉，發症瘕。」《隨息居飲食譜》：「蟹，多食發風，積冷，孕婦及中氣虛寒，時感未清，痰嗽便瀉者，均忌。反荊芥，又忌與柿食，誤犯則腹痛吐利。」《別錄》：「蟹爪主破胞墮胎。」《本草綱目》：「蟹爪墮生胎，下死胎。」

螃蟹肉味鮮美，營養豐富，但死螃蟹忌食之。因為螃蟹喜食動物屍體等腐爛性物質，故其胃腸中常帶致病細菌和有毒物質，一旦死後，這些病菌大量繁殖。

另外，螃蟹體內還含有較多的組氨酸，組氨酸易分解，可在脫羧酶的作用下產生組胺和類組氨物質，尤其是當螃蟹死後，組氨酸分解更迅速，隨著螃蟹死的時間越長，體內積累的組氨越多，而當組氨積蓄到一定數量時即會造成中毒。

●蟹與花生仁相剋

從食物藥性上看，花生仁性味甘平，而且花生仁中脂肪含量高達百分之四十五，油膩之物遇冷利之物極易導致腹瀉，所以蟹與花生仁不宜同時進食，這對於腸胃虛弱的人來說，更應倍加注意。

●蟹與泥鰍相剋

《本草綱目》云：「泥鰍甘平無毒，能暖中益氣，治消渴飲水，陽事不起。」可見其性溫補，而蟹性冷利，功能與此相反，故二者不宜同吃。其生化反應亦不利於人體。

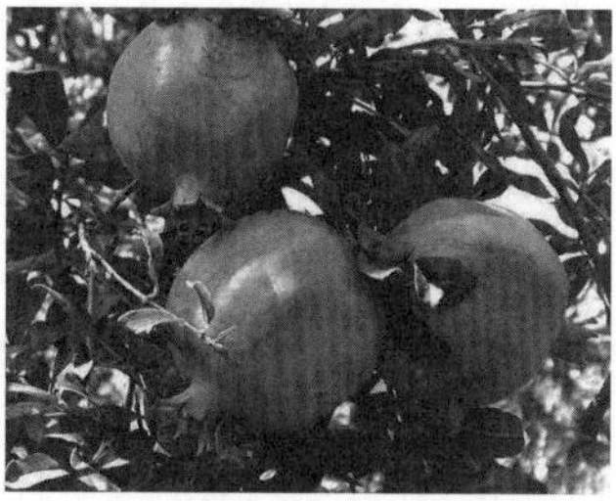

●蟹與冰相剋

冰指夏季冷飲如冰水、冰棒、冰淇淋等，寒涼之物，使腸胃溫度降低，與蟹同食，必致腹瀉。故食蟹後不宜飲冰水。

●螃蟹與石榴相剋

螃蟹如與含鞣酸較多的石榴同時食用，不僅會降低蛋白質的營養價值，還會使螃蟹中的鈣質與鞣酸結合成一種新的不易消化的物質，刺激胃腸，出現腹痛、噁心、嘔吐等症狀。

所以，石榴不宜與螃蟹等海味食品同時食用。

九、蝦

俗名河蝦、草蝦、蝦米、開洋。據營養學家分析，每一百克青蝦肉含蛋白質十六·四克，脂肪一·三克，碳水化合物〇·一克，灰分一·二克，鈣九十九毫克，磷二〇五毫克，鐵一·三毫克，視黃醇二六〇國際單位，硫胺素〇·〇一毫克，核黃素〇·〇七毫克：尼克酸一·九毫克。

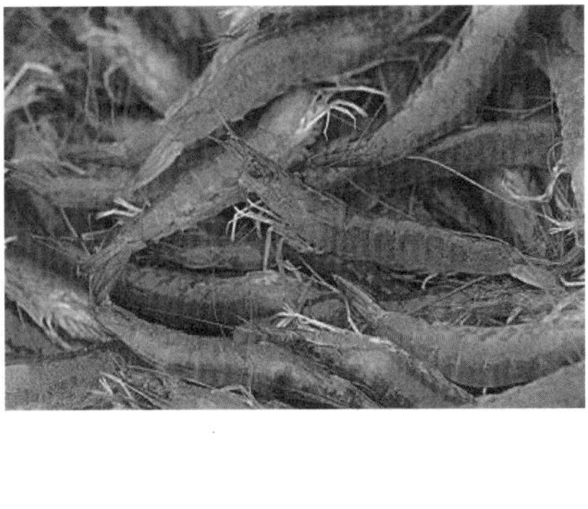

河蝦性味甘溫，海蝦甘鹹而溫，具有補腎興陽、息風、通乳等功能，屬強壯補精食品。適宜腎虛陽痿，男性不育症，腰腳痿弱無力之人食用；適宜婦女產後乳汁缺少者食用；適宜小兒正在出麻疹、水痘之時服食；適宜中老年人缺鈣所致的小腿抽筋者食用。

《本草綱目》：「凡蝦之大者蒸曝去殼，食以薑醋，饌品所珍。」《隨息居飲食譜》：「海蝦，鹽漬暴乾，乃不發病，開胃化痰，病人可食。」《綱目拾遺》：「蝦生淡水者色青，生鹹水者色白，溪澗中出者殼厚氣腥，湖澤池沼中者殼薄肉滿，氣不腥，味佳，海中者色白肉粗，味殊劣。人藥以湖澤中者為第一。」

凡對蝦子過敏之人忌食，更忌生食；高血脂症、動脈硬化、急性炎症和面部痤瘡患者，切忌多食；根據民間群眾經驗，蝦為動風發物，患有皮膚疥癬者忌食。根據前人經驗，蝦子忌與獐肉、鹿肉一同食用。《食療本草》：「動風、發瘡疥。」《隨息居飲食譜》：「蝦，發風動疾，生食尤甚，病人忌之。」《飲食須知》：「多食動風助火，發瘡疾。有病人及患冷積者勿食。」

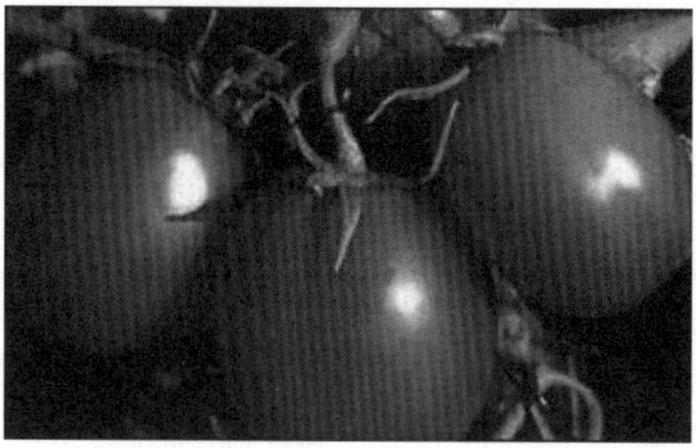

●蝦與雞肉相剋

《飲膳正要》：蝦不可與雞肉同食。蝦與雞肉性味皆甘溫，又皆能溫中補虛，食物藥性並無相反機理。《本草綱目》引述孟詵曰：「蝦生水田及溝渠者有毒。」如水質受污染而有毒，其中之魚蝦亦為毒物攜帶者，如此，蝦與他物配食，則會中毒，易誤為食物相剋。

《飲膳正要》所記，可能屬於這情況。近世常見炒雞丁配蝦仁，或海米配菜，沃以雞湯，並未見不良反應。此條似可不信。

●蝦肉與抗壞血酸食物相剋

抗壞血酸是烯醇式結構物質。蝦肉所含的砷是五價砷，遇到抗壞血酸，就會還原為三價砷。五價砷無毒，三價砷（砒霜）有劇毒。所以，河蝦不宜與番茄等富含抗壞血酸（維生素C）的蔬菜配炒。

●蝦與豬肉相剋

豬肉不宜與蝦共食，吃則損精。《飲膳正要》：「蝦不可與豬肉同食，損精。」元朝朱震亨亦云：「豬肉不氣，世俗以為補陰，誤矣！唯補陽爾；今之虛損者，不在陽而在陰，以肉補陰是以火濟水，蓋肉性入胃，便作虛熱。」

蝦有淡水蝦、海蝦之分，淡水蝦（如青蝦）性味甘溫，功能補腎壯陽，通乳；海蝦性味甘鹹溫，亦有溫腎壯陽，興奮性機能作用。而豬肉助濕熱而動火，故二者相配，耗人陰精，陰虛火旺，不利於身體健康。

所以，豬肉不宜與蝦共食，以免影響健康。

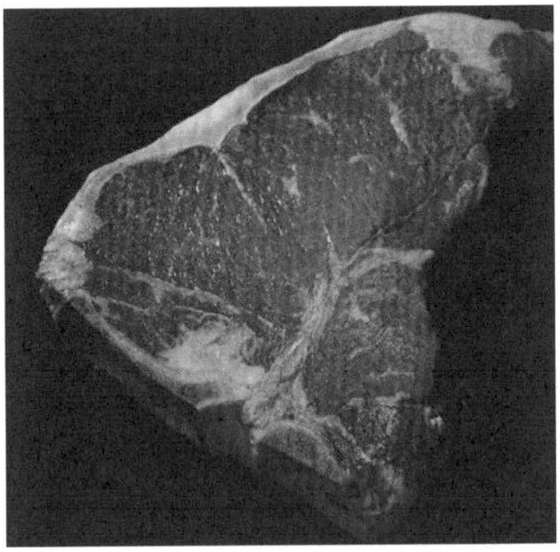

蔬菜類

蔬菜是人體所需維生素和無機鹽的重要來源，蔬菜中的纖維素，對人體也有一定的生理意義，如防癌、降血脂、通便等等。

就維生素來說，日常膳食中幾乎百分之九十以上的視黃醇、百分之九十五以上的抗壞血酸、百分之三十至四十的維生素B都是由蔬菜提供的。維生素是維持人體正常生理功能所必需的營養物質，一旦缺乏，就會使代謝紊亂而引起各種疾病。維生素缺乏的原因，除了偏食、機體吸收障礙和長期不合理的烹調之外，就是含維生素的食物之間的相剋和拮抗所造成的維生素的損失和破壞了。

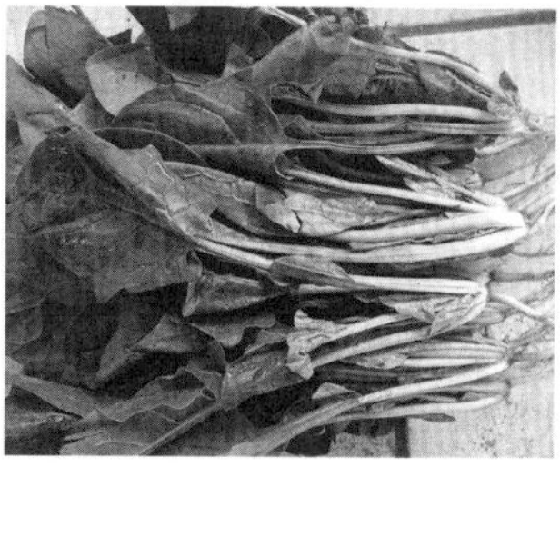

由於每一種維生素都有自己的生化特性和特定的理化環境。這就使得各種維生素之間、食物之間，維生素、食物與人體之間，發生著複雜的生理生化作用，這些作用，有的提高了維生素的營養價值，可謂之「協同」；有的破壞維生素的生理活性，可以說是「相剋」。

所以，烹調蔬菜時，應注意合理搭配，利用其協同關係，避免其相剋配伍，來提高食物的營養價值，增進我們的健康。

一、菠　菜

俗名赤根菜、菠贊棱。菠菜的營養價值很高，含有豐富的維生素和礦物質，其中以視黃醇原（胡蘿蔔素）、維生素B、抗壞血酸和鐵質的含量最多，還有葉酸及維生素D、維生素E及鉀等。在秋冬季節生長的菠菜呈深綠色，其營養價值更高。

菠菜性涼、味甘，具有通腸胃、開胸膈、潤腸燥、降血壓、解酒毒、補血等功效。適宜高血壓患者和糖尿病人食用；適宜痔瘡病便血，習慣性大便燥結之人食用；適宜貧血之人及壞血病者食用；適宜防治夜盲症者食用；適宜皮膚粗糙，皮膚過敏症，皮膚鬆弛者食用，具有美容效果；適宜防治流行性感冒時食用。

《儒門事親》：「老人久病，大便澀滯不通者，服菠菜自然通利也。」《本草求真》：「菠菜質滑而利，凡人久病大便不通，及痔漏關塞之人，咸宜用之。菠菜氣味既冷，凡因癰腫毒發，並因酒濕成毒者，須宜用此以服，使其熱與毒盡從腸胃而出矣。」《隨息居飲食譜》：「菠菜，開胸膈，通腸胃，潤燥活血，大便澀滯及患痔人宜食之。根味尤美，秋種者良。」

凡大便溏薄，脾胃虛弱者忌食；腎功能虛弱之人，也不宜多吃菠菜。菠菜忌與豆腐同吃，因為菠菜所含草酸較多，與鈣結合形成草酸鈣而不易被吸收。《醫林纂要》：「多食發瘡。」《隨息居飲食譜》：「驚蟄後不宜食，病人忌之。」

據研究，由於菠菜中含有多量的草酸，草酸進入人體後，可與腸道中其他食物中的鋅、鈣等礦物質結合使之排出體外，而鋅、鈣的缺乏不利於兒童的生長發育和骨骼與牙齒的發育，甚至造成軟骨病，成人如缺鈣又可發生手足抽筋的現象。所以，菠菜又不宜過多食用。

部分腎炎患者食菠菜後，可見尿內管型或鹽類結晶增多，尿液變渾濁，這可能是菠菜中所含的鈣與草酸結合生成難溶性草酸鈣之故。因此，若要去除菠菜中所含的草酸，增加機體對菠菜中鈣質的吸收，可在食用前先用開水將洗淨的菠菜燙至半熟，這樣絕大部分草酸可留在水中，然後再食用。

●菠菜與豆腐相剋

在日常飲食習慣中，人們往往喜歡將菠菜與豆腐一起配湯。其實，這種食法是不科學的。

這是因為，豆腐中含硫酸鈣、氯化鎂等無機鹽類，而菠菜中含有草酸。若硫酸鈣、氯化鎂等無機鹽與菠菜中的草酸相遇，則

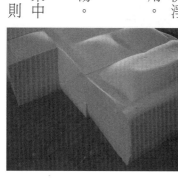

化合為草酸鈣與草酸鎂，這兩種化合物產生白色沉澱，人體不能吸收。所以，如果將二者長期配食，會使人容易缺鈣，尤其對小兒不利。

菠菜和豆腐並不是絕對不能在一起吃，如果改進烹調方法，如將菠菜先在沸水中汆燙一下，使部分草酸先溶於水，濾去水後再同豆腐炒食，不僅可以增加營養效果，還能使菜色更加鮮嫩。

●菠菜與乳酪相剋

乳酪裏含有鈣，鈣+草酸=草酸鈣，而草酸鈣是一種沉澱物，人吃了不但使鈣的吸收量減少，而且容易得結石病。

所以，菠菜不宜與乳酪同食。

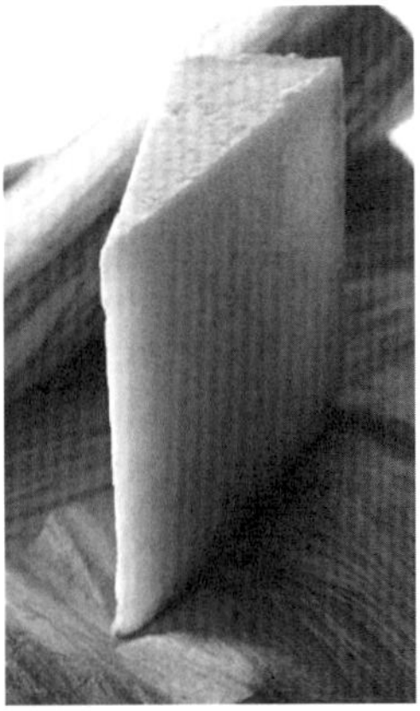

●菠菜與瘦肉相剋

菠菜含銅，瘦肉含鋅。銅是製造紅血球的重要物質之一，又為鈣、鐵、脂肪代謝所必需。如果把它和含鋅較高的食物混合食用，則該類食物析出的銅會大量減少。

所以，菠菜不宜與瘦肉同食。

●菠菜與豬肝相剋

豬肝中含有鐵、銅等金屬元素，一旦與菠菜中大量的抗壞血酸相結合，金屬離子極易被氧化而降低自身的營養價值。

所以，菠菜不宜與豬肝同食。

二、韭 菜

俗名長生韭、起陽菜、扁菜、壯陽菜。韭菜含有蛋白質、脂肪、糖類、胡蘿蔔素、維生素B、抗壞血酸、維生素E、膳食纖維、鈣、鎂、鋅、銅、錳、硒、鑽等。

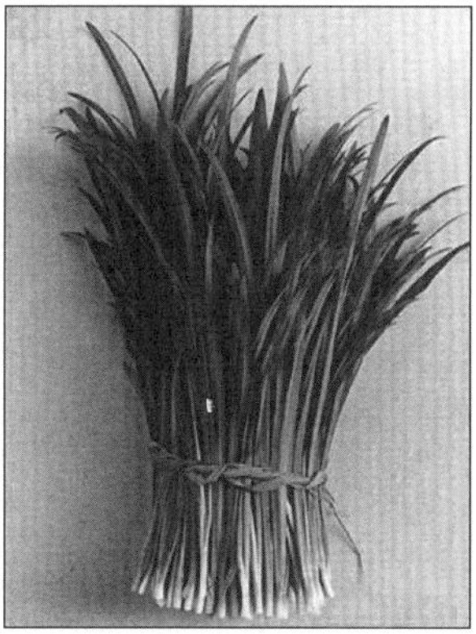

胡蘿蔔素的含量比胡蘿蔔還要高，並含有能殺菌消毒的抗生素。韭菜自古就有「長壽菜」之稱，足見其營養價值之高。

韭菜性溫，味甘辛。具有溫中下氣、補腎益陽、調和肺腑、暖胃和中、增進食慾、除濕止血、降低血脂之功效。適宜寒性體質，男子陽事衰弱、陽痿、遺精、早洩、遺尿、尿頻之人食用；適宜婦女陽氣不足，行經小腹冷痛，產後乳汁不通之人食用；適宜跌打損傷，吐血，尿血，以及噎膈反胃之人食用；適宜大便乾結，習慣性便秘，痔瘡之人食用；適宜癌症患者食用，尤其是食道癌、賁門癌、胃癌等患者。適宜春季食用。

《本草衍義補遺》：「跌打損傷及噎膈病，搗汁澄清，和童便飲之，能消散胃脘瘀血，甚效。」《食鑒本草》：「煮食歸腎壯陽，止泄精，暖腰膝。」《本草求真》：「服此氣行血散，肝補腎固，而病安有不癒乎？」《隨園食單》：「專取韭白，加蝦米炒之更佳，或用鮮蝦亦可，蜆亦可，肉亦可，剝蛤蜊肉，加韭菜炒之佳。」

凡屬陰虛火旺之人忌食；胃虛有熱，潰瘍病，眼疾之人，瘡毒腫痛者忌食，以免令痛癢增加，腫痛轉劇。夏季宜少食。根據前人經驗，韭菜忌與蜂蜜、牛肉同食。隔夜韭菜不宜食用。

宋．寇宗：「韭菜春食則香，夏食則臭，多食則神昏目暗，酒後尤忌。」

唐．孟詵：「熱病後十日不可食熱韭，食之即發困。五月多食乏氣力，冬月多食動宿飲吐水，不可與蜜及牛肉同食。」

《本草經疏》：「胃氣虛而有熱者勿服。」

《本草匯言》：「瘡毒食之，愈增痛癢，疔腫食之，令人轉劇。」

《本草求真》：「火盛陰虛，用之為最忌。」

《隨息居飲食譜》：「瘧疾、瘡家、痧痘後均忌。」

韭菜中含有多量的硝酸鹽，炒熟存放過久，硝酸鹽可轉化為亞硝酸鹽，吃了這種韭菜會有不適感，主要表現為頭暈、噁心、嘔吐、腹脹、腹瀉等，因此，炒熟的韭菜隔夜之後不宜再食。

韭菜有「春香，夏辣，秋苦，冬甜」之說，以春韭為最好。春天氣候冷暖不一，需要保養陽氣，而韭菜性溫，最宜人體陽氣。所以春天常吃韭菜，可增強人體脾胃之氣。韭菜裏所含的揮發性酶能啟動巨噬細胞，預防癌細胞轉移，預防癌症復發。韭菜有通便作用，減少腸道脂性物質的吸收，從而促使減肥。民間有一經驗，對誤吞針、釘及其他金屬物者，整吃韭菜，可以將誤吞物裏帶而出。

●韭菜與蜂蜜相剋

韭菜不宜與蜂蜜同時食用。關於這一說法，唐•孟詵在《食療本草》中亦有記載：「韭不可與蜜及牛肉同食。」

這是因為，韭菜的食物藥性辛溫而熱，含硫化物。而蜂蜜性平，味甘。李時珍曰：「生列性涼，故能清熱；熟則性溫故能補中；甘而和平故能解毒；柔而濡澤，故能潤燥；緩和去急，故能

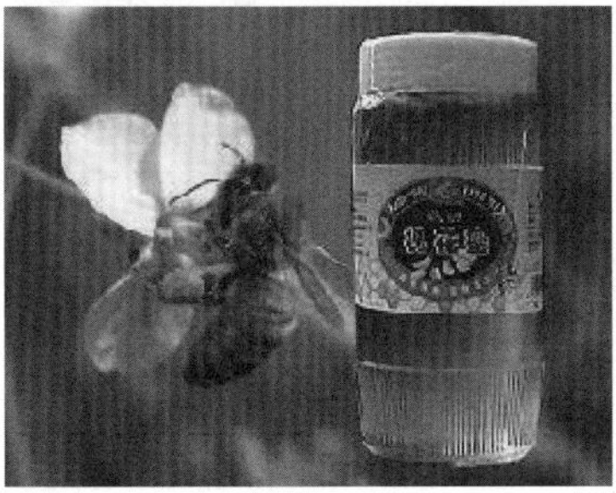

止心腹、肌肉瘡瘍之痛；和可以致中，故調和百藥而與甘草同功。」

由上可見，韭菜與蜂蜜的食物藥性恰恰相反，所以，二者不可同食。

●韭菜與白酒相剋

韭菜亦不宜與白酒同時食用。《金匱要略》：「飲白酒，食生韭令人增病。」《飲膳正要》：「韭不可與酒同食。」

這是因為，白酒甘辛微苦，性大熱，含乙醇約百分之六十左右，一克乙醇在體內燃燒，產熱二九·八二千焦，乙醇在肝內代謝，嗜酒者可引起酒精中毒性肝炎、脂肪肝及肝硬變等病症。

此外，酒性辛熱，有刺激性，能擴張血管，使血流加快，又可引起胃炎和潰瘍復發；而韭菜性亦屬辛溫，能壯陽活血，食生韭飲白酒，有如火上加油，久食動血，有出血性疾病患者，尤為禁忌。

所以，韭菜亦不宜與白酒同時食用。有此飲食習慣者應注意。

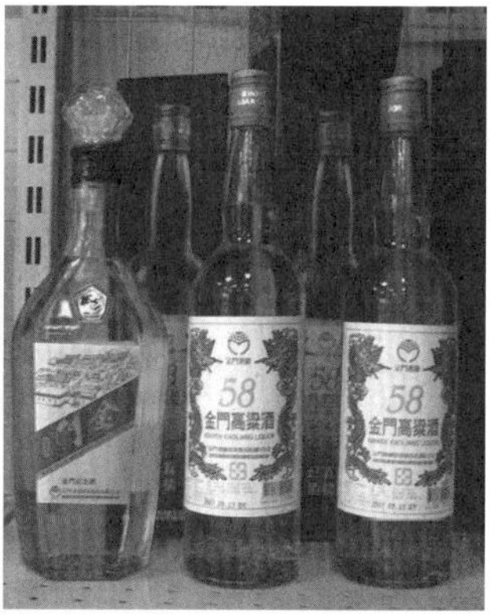

●韭菜與牛肉相剋

韭菜不可與牛肉同食，恰如《本草綱目》記載：「牛肉合豬肉及黍米酒食，並生寸白蟲；合韭薤食，令人熱病，合生薑食損齒。」

因牛肉甘溫，補氣助火；而韭菜為大辛大溫之品。如果將牛肉配以韭菜烹調食用，就如火上加油，容易使人發熱動火，以致引起牙齒炎症、腫痛、口瘡等症。

所以，牛肉不宜與韭菜同食，在日常飲食中應適當避忌為好。

●韭菜與牛奶相剋

牛奶中含鈣，鈣是構成骨骼和牙齒的主要成分。牛奶與含草酸多的韭菜混合食用，就會影響鈣的吸收。

●韭菜與菠菜相剋

二者同食有滑腸作用，易引起腹瀉。這裏要特別提醒農村的朋友，炒菠菜時注意不要放韭菜，況且色澤搭配也不科學。

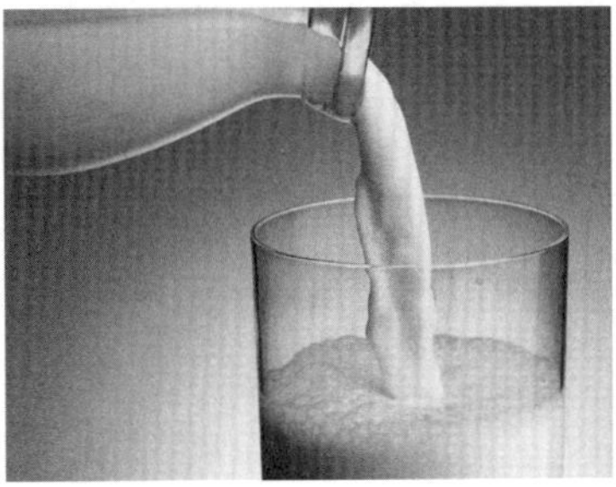

三、芥　菜

芥菜含蛋白質、脂肪油、黏液質、芥子苷、芥子酶、芥子鹼等。其脂肪油約占百分之三十七，主要成分為芥酸、花生酸、甘油酯及少量亞油酸甘油酯。芥子苷經酶水解，產生異硫氰酸丙烯酯——芥子油、葡萄糖及硫酸氫鉀；芥子鹼又可以氫氧化鋇水解生成芥子酸和膽鹼。

芥菜性溫，味苦辛，無毒。能入肺、胃、大腸三經。具有解表利尿、寬肺化痰、利腸開胃、散寒溫中之功效。主治小便不暢、咯血、痢疾、咽痛聲嘶、胃寒少食、寒痰咳嗽、頭痛、感冒風寒、胸腸不利等症。

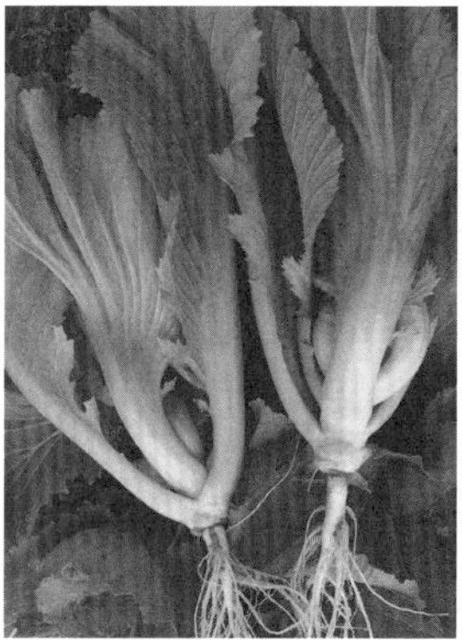

●芥菜與鯽魚相剋

芥菜與鯽魚不宜同食的說法由來已久。《本草綱目》引述「鯽魚同芥菜食成腫疾」。

鯽魚的食物藥性屬甘溫，具有益氣健脾、利水消腫、清熱降毒、通臟下乳、理氣散結、升清降濁之功效。但是，如果與芥菜同食，反而會引發水腫。

這是因為，芥菜的食物藥性屬辛辣，氣竄。加上人們一般都是將芥菜醃製後食用，醃菜鹽重味鹹，水腫患者，腎功能不全者，過量食用則易復發。因鹽分過高，鈉離子加重腎臟負擔，鈉水豬留，以致水腫復發。同時，《本草綱目》還記載：「芥菜辛溫，歸鼻，除腎經邪氣。」「芥子，辛熱，歸鼻、治腰疼、腎冷、肺寒咳嗽。」鼻為肺之竅，由此可見，芥菜歸肺、腎二經，中醫臟象學說認為水腫與肺腎關係密切，所以，二者不可同食。

另外，芥菜與鯽魚同食，生化反應中還會產生某些刺激性物質，進入肺、腎，特別是腎，使二臟宣導失常，也可引發水腫。

所以，芥菜不宜與鯽魚同時食用。

●芥菜與兔肉相剋

芥菜不宜與兔肉搭配食用。陶弘景曰：「兔肉不可同芥食。」孫思邈曰：「芥同兔肉食成惡病，同鯽魚食發水腫。」

這是因為，芥菜性溫，具有溫中利竅、通肺豁痰、利腸開胃之功效。芥菜子含芥子油、芥子苷、芥子酶、芥子鹼、芥子酸等成分。其味辛辣能刺激皮膚、黏膜，擴張毛細血管，大量食用可使心容量和心率下降；而兔肉酸冷性寒，與芥菜一溫一寒，性味相反。

所以，兔肉與芥菜不宜同食，不利於健康。此外，將芥子粉碎成羹，用作調味品，兔肉亦不可用之。

四、芹 菜

芹菜，又叫旱芹、藥芹、香芹等。我國原產，栽培歷史悠久，分佈很廣，適應性很強。常見的芹菜有青芹菜、白芹菜和大棵芹菜，還有一種水芹菜。青芹菜葉柄細長，淺綠色，香味濃，品質好；白芹菜葉柄寬厚，香味淡。

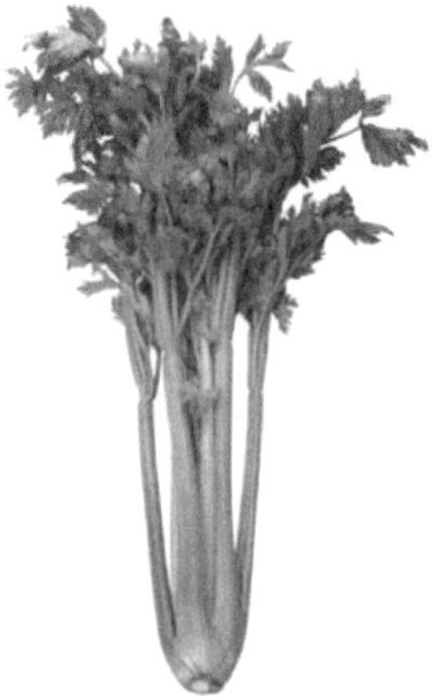

中國醫學認為芹菜性涼，味甘，無毒，入肺、胃、肝經，具有平肝清熱、化痰下氣、健胃利我利濕、鎮靜降壓之功效。可治療高血壓、血管硬化、神經衰弱、月經不調、咳嗽痰多、小便淋漓、白濁、黃疸、瘡腫、無名腫毒等病症。

芹菜營養豐富，其強烈的芒香辛味自古以來受到人們的歡迎，認為能醒神健腦、潤肺止咳。由於它富含鈣與鐵，還含芫荽、甘露醇等，常食對孕婦、缺鐵性貧血及肝臟病人尤為有益；同時它還含有各種揮發性芒香物質，能醒脾健胃，大開食慾。

芹菜中含有豐富的視黃醇、維生素B、C、P和煙酸等。維生素P具有降低毛細血管通透性，保護和增加小血管的抵抗力，加強抗壞血酸的作用，並具降壓作用，對高血壓、血管硬化和出血性疾病有輔助治療作用。芹菜中還含有大量的纖維素，能促進胃腸蠕動，促進大便排出和降低血中膽固醇。

烹製芹菜時，不宜放醬油，這是因為醬油的色澤棕紅，滋味濃厚，用醬油調味，芹菜會變得色澤暗淡黑褐，失去原有的翠綠，而且濃重的醬香味遮蓋了芹菜的淺淡爽口味。又由於醬油的液體狀和其中鹽分對芹菜的滲透壓作用，必然造成湯汁過多，影響了菜餚的整體品質。

芹菜甘苦而涼，低血壓患者、潰瘍病人、慢性腹泄者、血虛患者不宜多食。

●芹菜與黃瓜相剋

在日常飲食中，不少人喜歡將芹菜與黃瓜混合食用。其實，芹菜不宜與黃瓜同時食用。

這是因為，黃瓜中含有抗壞血酸分解酶，由於黃瓜做菜，多是生食或涼拌，其中的酶並不失活，若與芹菜同食，芹菜的抗壞血酸將會被分解破壞，因而營養價值大大降低。

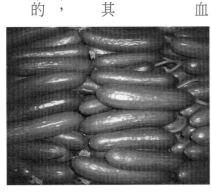

●芹菜與含硫胺素分解酶的貝類相剋

蜆、蛤、毛蚶、蟹等體內皆含硫胺素分解酶，此酶加熱後雖然也會失效，但人們在食用海鮮時，喜歡生吃，或只用開水燙一燙。這些蛤貝體內的硫胺素分解酶，並未失活，若與芹菜同食，可將其中的硫胺素全部破壞。但此酶遇酸會減弱其分解能力，所以進食蛤貝生魚，可適當加醋，以保護硫胺素。

所以，芹菜不宜與蜆、蛤、毛蚶、蟹等貝類食物同時食用。

五、萵苣

俗名白苣、萵菜、千金菜、萵筍。萵苣的營養成分很多，包括蛋白質，脂肪，糖類，灰分，視黃醇原、硫胺素、核黃素、抗壞血酸，微量元素鈣、磷、鐵、鉀、鎂、矽等和食物纖維，故可增進骨骼、毛髮、皮膚的發育，有助於人的生長。

萵苣性涼、味甘苦。具有通乳汁、助發育、消水腫等功效。適宜兒童少年生長發育時食用；適宜小便

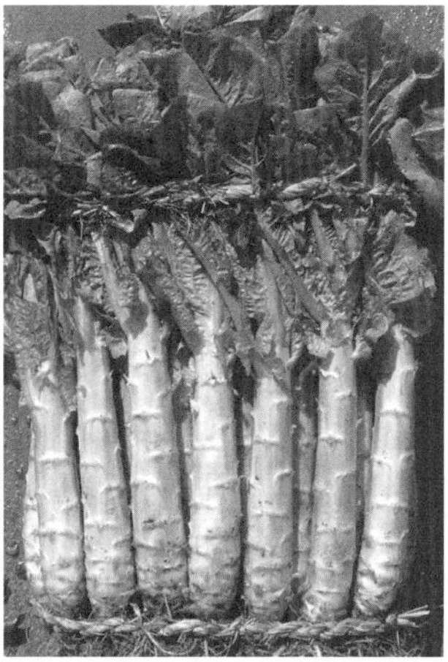

不通，尿血及水腫之人食用；適宜孕婦產後缺奶或乳汁不通之人食用；適宜癌症患者食用；適宜飲酒之人和酒後宿醉未解者食用；適宜糖尿病人和肥胖者食用。

《千金食治》：「益精力。」唐・孟詵：「補筋骨，利五臟，開胸膈壅氣，通經脈，止脾氣，令人齒白，聰明少睡，可常食之。」

凡脾胃虛寒，腹瀉便溏之人忌食。女子月經來潮期間以及寒性痛經之人，忌食涼拌萵苣。有目疾者和痛風人亦忌食。《四聲本草》：「患冷氣人食之即腹冷。產後不可食，令人寒中，小腸痛。」《本草衍義》：「多食昏人眼。」《滇南本草》：「常食目痛，素有目疾者切忌。」《隨息居飲食譜》：「微辛微苦，微寒微毒，病人忌之。」

●萵苣與蜂蜜相剋

蜂蜜富含蠟質，具有潤腸通便作用，這是人人皆知的常識。

但是，生蜜的食物藥性屬涼；而萵苣性涼，味甘、微苦。二者皆是涼性食物，若將它們同時食用，就不利於腸胃，非常容易導致腹瀉。

所以，萵苣不宜與蜂蜜同食，以免影響人體健康。

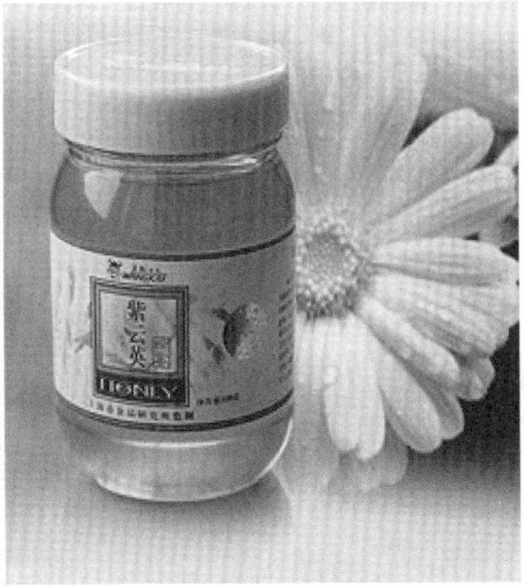

萵苣與乳酪相剋

萵苣不宜與乳酪同時食用的說法由來已久，《金匱要略》：「白苣不可共酪食，作螽蟲。」《飲膳正要》：「萵苣不可與酪同食。」《金宗金鑒》：「白苣味苦性寒，乳酪味甘性熱，一寒一熱而成濕，濕則生蟲，故曰不可食。」乳酪是油脂性食物，而萵苣性寒，二者同食，容易導致消化不良，或腹痛腹瀉。

所以，萵苣不宜與乳酪同時食用，不利於健康。

六、茄子

俗名矮瓜、崑崙瓜、東風菜、落蘇、自茄、紫茄。茄子性涼、味甘。具有清熱、活血、寬腸、通便等功效。適宜發熱，便秘者食用；適宜高血壓，眼底出血，咯血，動脈硬化，皮膚紫斑症等容易內出血的人食用；適宜壞血病者食用。

茄子內含視黃醇、維生素B、抗壞血酸、維生素P，脂肪，蛋白質，糖類及礦物質等，其中糖類的含量比番茄多一倍，礦物質多二至三倍。茄子與一般蔬菜不同的是，它含有維生素P，尤以紫茄子含量較高。維生素P可降低毛細血管的脆性和滲透

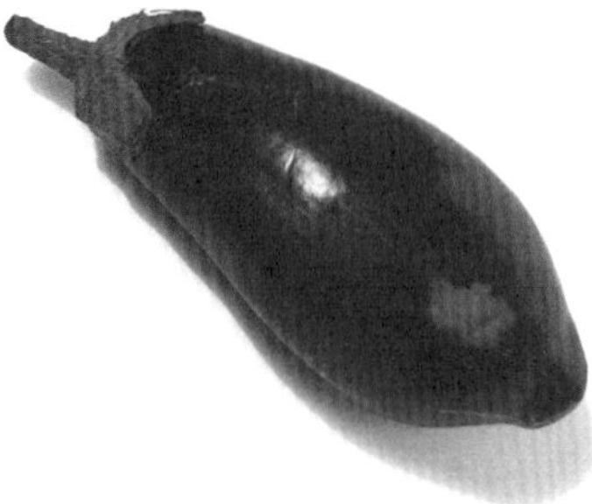

性，增加細胞間的黏力，防止微血管破裂，使小血管保持正常功能。

國外研究人員發現，茄子中含有一種名為「龍葵鹼」的物質，具有一定的抗癌功效。據臨床醫生報導，癌症病人常伴有發燒，特別是那些接受化療的癌症患者，由於癌細胞的大量破壞，更易發燒，如常食茄子，確有退燒的效果。但民間及古代醫家卻多認為茄子為發物，故當謹慎食用。

茄科植物都含有一定的茄鹼，這是對人有害的物質，在生理成熟期的茄子中含量更多，所以，過老的茄子不宜多吃。根據前人經驗，凡是虛寒腹瀉，皮膚瘡瘍，孕婦，以及目疾患者忌食。

馬志曰：「凡久冷人不可多食，損人動氣，發瘡及痼疾。」《本草求真》：「茄味甘氣寒，質滑而利，服則多有動氣，生瘡，損目，腹痛，泄瀉之虞，孕婦食之，尤見其害。」《隨息居飲食譜》：「便滑者忌之。秋後者微毒，病人勿食。」《飲食須知》：「多食動風氣，發痼疾及瘡疥。虛寒脾弱者勿食。諸病人莫食，患冷人尤忌。秋後食茄損目。女人能傷子宮無孕。蔬中惟此無益。」

●茄子與蟹相剋

茄子甘寒，這在《本草綱目》中李時珍有明確記載：「茄性寒利，多食必腹痛下利。」而蟹肉也屬冷利寒涼之性，所以茄與蟹同食，如同雪上加霜，更易傷腸胃。

所以，二者不宜同食，以免對身體產生不利影響。

七、白蘿蔔

俗名萊菔、蘿白。白蘿蔔生者性涼，味甘辛；熟者性溫，味甘。具有消食下氣、潤肺、解毒消腫、清熱生滓、和中止咳、通利二便之功效。

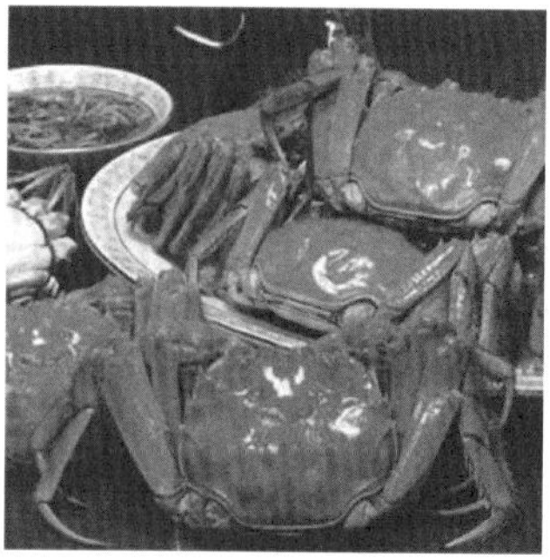

白蘿蔔的營養成分主要是蛋白質、脂肪、糖類、維生素B和大量的抗壞血酸，以及鈣、磷、鐵和多種酶與纖維。近年來還發現白蘿蔔有抗癌作用。

據報導，一九七九年在日本京都召開的第五次國際食品科學會議上宣稱：白蘿蔔應列入抗癌食譜，它富含木質素，被人體攝入利用，能使體內的巨噬細胞活力增強二至三倍，從而逐個吞噬掉癌細胞。它所含的抗壞血酸和鉬元素，也有一定的抗癌作用。抗壞血酸能阻止從飲食吃入的亞硝酸鹽在體內合成致癌性很強的亞硝胺，從而起防癌作用；鉬元素是人體不可缺少的一種微量元素，缺鉬後人體容易患肝癌和食道癌。

據調查，肝癌、食道癌高發區居民的頭髮、唾液和尿液量含鉬量奇缺。

此外，白蘿蔔還能使人頭髮有光澤，防治頭屑過多、頭皮發癢的作用。又有臨床醫家介紹，蘿蔔又適宜肺出血、吐血、便血、鼻出血之人食用。所以，常吃蘿蔔，裨益頗多。

白蘿蔔適宜急慢性氣管炎和矽肺之人咳嗽多痰，或痰嗽失音時食用；適宜食積不消，胃滿肚脹，噯氣吞酸，腸炎腹瀉，急慢性痢疾，以及便秘之人食用；適宜小兒百日咳者食用，可用鮮生蘿蔔汁混同等量的梨汁同服食；適宜高血壓病、高血脂症、動脈硬化之人食用；適宜癌症患者食用；適宜飲酒過量，宿醉未解之人食用；適宜脂溢性皮炎；適宜夏季炎熱之時口中乾渴者食用；適宜膽石症患者食用；適宜泌尿系結石患者食用。

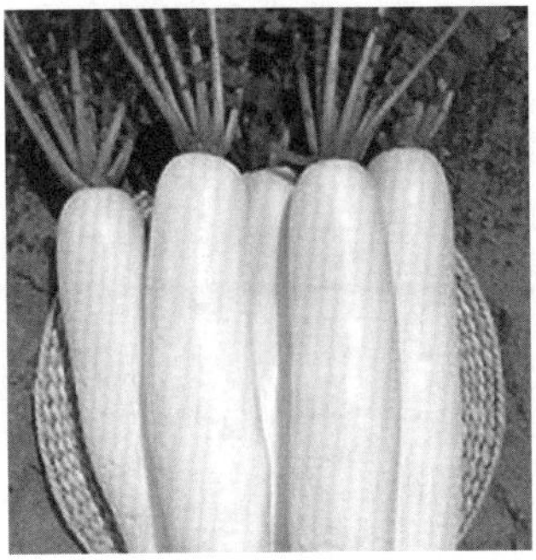

《日用本草》：「寬胸膈，利大小便。熟食之，化痰消穀；生啖之。止渴寬中。」《隨息居飲食譜》：「熟者甘溫，補脾進食，生津液，肥健人，澤胎養血，百病皆宜，蔬中聖品。」《四聲本草》：「凡人飲食過度，生嚼咽之便消，亦主肺嗽吐血。」

一般來說，吃人參、西洋參、地黃、首烏之時忌吃蘿蔔。但若是在服用人參、西洋參之後出現腹脹時，又可吃些蘿蔔以除脹。平素脾胃虛寒之人忌食生蘿蔔。虛喘之人亦忌食。《本草衍義》：「服地黃，何首烏人食之，則令人髭髮白。」《本經逢原》：「脾胃虛寒，食不化者勿食。」《飲食須知》：「多食動氣，服何首烏諸補藥忌食。」

●白蘿蔔與動物肝臟相剋

白蘿蔔為抗壞血酸含量較高的食物，而動物的肝臟富含銅、鐵等離子，若將含抗壞血酸的白蘿蔔與動物肝臟同時食用，動物肝臟中的銅、鐵離子極易使白蘿蔔中的抗壞血酸氧化，從而使白蘿蔔中的營養價值降低。

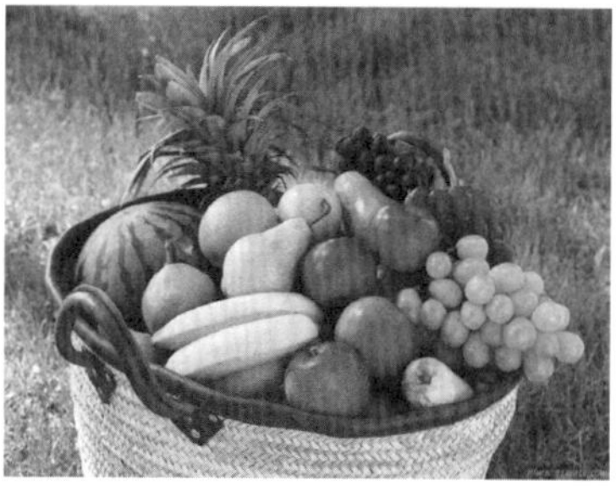

所以，白蘿蔔不宜與動物肝臟同時食用。

●白蘿蔔與蘋果、梨、葡萄相剋

白蘿蔔與含有大量植物色素的蘋果、梨、葡萄等水果一起食用，經胃、腸道的消化分解，可產生抑制甲狀腺作用的物質，誘發甲狀腺腫。

所以，蘿蔔不宜與蘋果、梨、葡萄等水果一起食用。

●白蘿蔔與柑橘相剋

白蘿蔔辛甘性平；柑橘，甘酸性溫，二者性味並無相背。但白蘿蔔含酶類較多，被攝食後可生成一種硫氰酸鹽，此鹽在代謝中產生一種抗甲狀腺物——硫氰酸（阻止甲狀腺攝取碘，抑制甲狀腺素的形成）。柑橘中含有類黃酮物質，在腸中被細菌分解後，可轉化羥苯甲酸及阿魏酸，它們能加強硫氰酸抑制甲狀腺的作用，從而誘發或導致甲狀腺腫。

因此，人們應注意，在食用白蘿蔔等十字花科蔬菜後，不宜馬上吃橘子、梨、蘋果、葡萄等水果。尤其在甲狀腺腫流行地區，或正在患甲狀腺腫的人，更應引起高度重視。

●白蘿蔔與人參相剋

《本草綱目》指出，「蘿蔔生食升氣，熟食降氣。」而服用人參可大補元氣。若將二者同時服用，白蘿蔔則破氣。此一補一破，人參就起不到滋補作用了。

此外，白蘿蔔有利尿消食作用，吃了蘿蔔，會加快人參有效成分從尿中流失，影響對人參的吸收。

因此，白蘿蔔不宜與人參同時服用。因大部分的滋補品都有補氣作用，故均不宜與白蘿蔔同時服用。

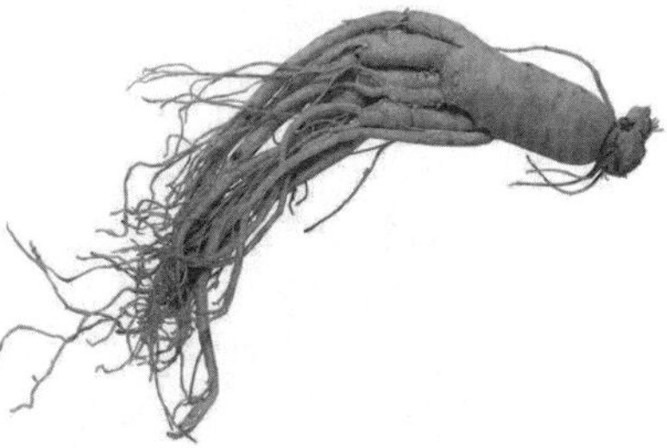

八、胡蘿蔔

俗名紅蘿蔔、金筍、丁香蘿蔔。胡蘿蔔性平、味甘。具有補脾消食、養肝明目、潤膚美容、清熱解毒、下氣止咳、寬胸利腸、通利腸道之功效。

適宜脾胃氣虛，貧血，營養不良，食慾不振之人食用；適宜青少年兒童食用；適宜癌症患者食用；適宜高血壓病、膽石症患者食用；適宜長期與水銀接觸的人食用；適宜皮膚粗糙，頭皮發癢，頭皮屑過多，以及夜盲症，眼乾燥症等。這類情況大多由於缺乏視黃醇所致，而胡蘿蔔中含有豐富的胡蘿蔔素，人體攝入後，就會轉化成視黃醇。《飲食須知》：「味甘辛，性微溫，有宜無損，宜食。」

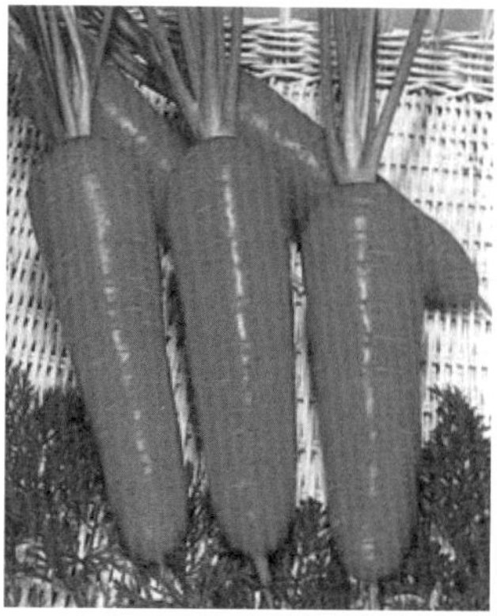

胡蘿蔔的營養有兩大特點，一是含糖量高於一般的蔬菜，並有一種芳香甜味，二是含有豐富的胡蘿蔔素。

關於胡蘿蔔的驅汞作用，國內外雜誌均有報導，指出胡蘿蔔中的果膠物質，可與汞結合，有加速排出人體內汞離子的功能。所以，國外有些部門已經把胡蘿蔔作為經常接觸汞的人們的保健食品之一。由於胡蘿蔔含豐富的視黃醇，有利於兒童的牙齒和骨骼的發育，故對青少年的發育成長有幫助。

胡蘿蔔雖是有益的蔬菜，但不宜吃得太多。因為胡蘿蔔素為脂溶性維生素，大量食用會貯藏於人體內，使皮膚的黃色素增加。當然，這對健康無大礙，停食兩三個月後自行消退。胡蘿蔔忌與過多的酸醋同食，否則容易破壞其中的胡蘿蔔素。

●胡蘿蔔與白蘿蔔相剋

胡蘿蔔、白蘿蔔是人們常見喜食的蔬菜品種，營養豐富。人們也常將胡蘿蔔和白蘿蔔切成丁、條一起做成菜餚。其實，這種吃法是不科學的，這是因為，白蘿蔔含有豐富的抗壞血酸，對人體健康非常有益，但是和胡蘿蔔混合燒煮，就會使抗壞血酸喪失殆盡，失去原有的營養價值。

原因是胡蘿蔔中含有一種叫抗壞血酸的分解酶，會破壞白蘿蔔中的抗壞血酸。不僅如此，胡蘿蔔與所有含抗壞血酸的蔬菜配合使用，都會充當這種破壞者。

●胡蘿蔔與酒相剋

在日常飲食習飯中，一些人喜歡用胡蘿蔔來下酒。其實，這種飲食習慣是不利於健康的。

這是因為，胡蘿蔔含有豐富的胡蘿蔔素，而胡蘿蔔素和酒精一同進入人體，就會在肝臟中產生毒素，引起肝病。

所以，胡蘿蔔不宜與酒同時食用，以免影響人體健康。

●胡蘿蔔與醋相剋

炒胡蘿蔔不宜加醋。這是因為，胡蘿蔔含有大量胡蘿蔔素，進入人體的消化器官後，可以變成視黃醇。視黃醇可以維持眼睛和皮膚的健康。有皮膚粗糙和夜盲症的人，就是由於缺乏視黃醇的緣故。而醋能破壞胡蘿蔔素，若在烹調時放了醋，胡蘿蔔素就會完全被破壞，失去了原有的營養價值。

所以，胡蘿蔔不宜用醋同時烹調。

●胡蘿蔔與含抗壞血酸食物相剋

胡蘿蔔不宜與富含抗壞血酸（維生素C）的食物同時食用。富含抗壞血酸的蔬菜有如菠菜、油菜、花菜、番茄、辣椒等；水果有柑橘、檸檬、草莓、桃、梨、棗子等。

胡蘿蔔中含有一種叫抗壞血酸的分解酶，會壞蔬菜、水果中的抗壞血酸，使富含抗壞血酸的蔬菜、水果失去原有的營養價值。

所以，為了提高蔬菜水果的營養價值，在食用時應適當注意合理配搭，避免將胡蘿蔔與富含抗壞血酸的蔬菜、水果等食物同時食用。

九、黃瓜

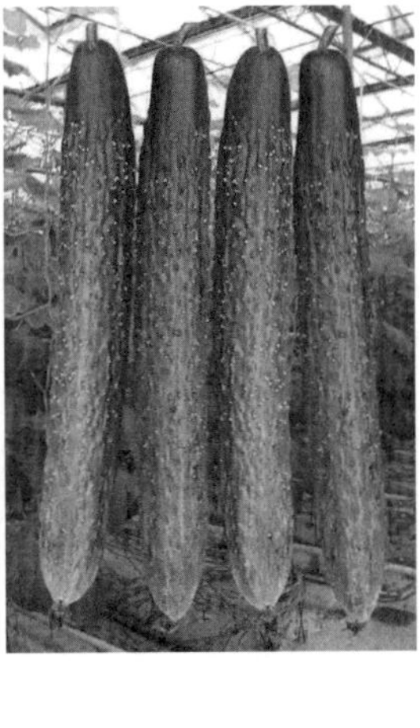

俗名刺瓜、青瓜。黃瓜性涼、味甘。具有清熱解暑、生津止渴、利尿等功效。適宜炎夏酷暑季節，或熱性病人，身熱口乾煩渴者食用；適宜肥胖之人食用；適宜高血壓病、高血脂症，水腫之人食用；適宜癌症患者食用；適宜糖尿病人和嗜酒之人食用。《陸川本草》：「治熱病身熱，口渴。」《本草求真》：「黃瓜，氣味甘寒，服此能利熱利水。」《日用本草》：「除胸中熱，解煩渴，利水道。」

黃瓜含多種糖類和甙類，包括葡萄糖、甘露糖、木糖、果糖，以及芸香甙、精氨酸和葡萄糖甙等，並有咖啡酸、游離氨基酸、核黃素、抗壞血酸及鈣、鐵、磷等礦物質。黃瓜頭部多苦味，成分為葫蘆素C，有預防腫瘤效果。

黃瓜中所含的丙醇二酸可以抑制糖類物質轉化為脂肪而有減肥作用。黃瓜所含的細纖維素可促進腸道中腐敗食物的排泄和降低膽固醇，所含較多的鉀鹽有利尿和降血壓作用。黃瓜所含的葫蘆素C在動物實驗中有抗腫瘤作用，且毒性較低。

平素脾胃虛寒，腹瀉便溏之人，或有胃寒病宿疾之人忌食生冷黃瓜；女子月經來潮期間忌食生冷黃瓜，寒性痛經者尤忌。《滇南本草》：「黃瓜，動寒痰，胃冷者食之，腹痛吐瀉。」

●黃瓜與橘子相剋

黃瓜不宜與橘子同時食用。這是因為，黃瓜含蛋白質，並有多種游離氨基酸、糖類、苷類、視黃醇、硫胺素、核黃素以及礦物質鈣、磷、鐵等。此外還含抗壞血酸分解酶，此酶遇酸或熱則減弱或失去活力。

而橘子含有豐富的抗壞血酸，每一百克約含二十五毫克。橘子與黃瓜同食，橘子中的抗壞血酸，多被黃瓜中的分解酶所破壞，失去了原有的營養價值。

所以，黃瓜不宜與橘子同時食用。

●黃瓜與辣椒相剋

辣椒是一種抗壞血酸含量豐富的食物，每一百克中

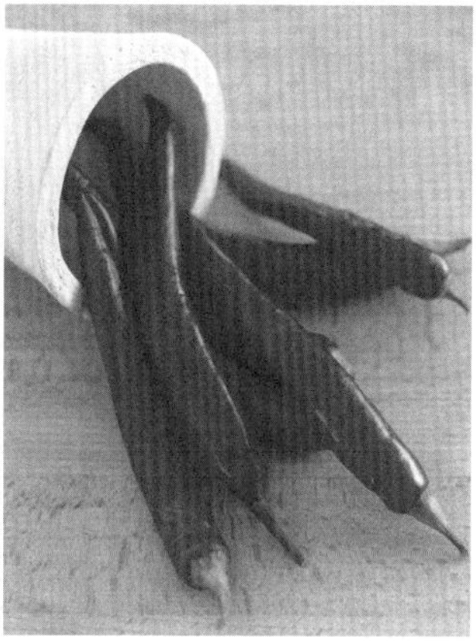

約含一八五毫克左右。而黃瓜中含抗壞血酸分解酶，黃瓜生食此酶不失活性。若將二者同食，則辣椒中的抗壞血酸會被破壞，降低了營養價值。所以，黃瓜不宜與辣椒配食。

●黃瓜與花菜相剋

花菜中抗壞血酸含量亦較豐富，每一百克約含八十八毫克，若與黃瓜同食，花菜中的抗壞血酸將被黃瓜中的抗壞血酸分解酶破壞，所以不宜配炒或同吃。

●黃瓜與菠菜、小白菜相剋

菠菜中抗壞血酸含量為每一百克中含九十毫克，小白菜為每一百克中含六十毫克，皆不宜與黃瓜配食，不然，將降低營養價值。

●黃瓜與花生相剋

黃瓜性味甘寒，生食為多。花生仁多油脂，一般來講，如寒涼之物與油脂相遇，會增加其滑利之性，因此，同食或多食，非常容易導致腹瀉。

所以，黃瓜與花生同食，不利於健康。

十、金瓜

又叫攪瓜、絞瓜、面攪瓜、麵條瓜或金絲瓜等，係西葫蘆的一個變種。金瓜含蛋白質、葡萄摘、蔗精、多縮戊糖、脂肪、大量胡蘿蔔素、維生素B、抗壞血酸、胡蘆巴鹼、腺嘌呤、精氨酸、天門冬酸等營養成分。

性寒、味甘、無毒。能入胃、大腸二經。具有下氣平喘、清熱利痰之功效。民間將此瓜配以生薑、飴糖，同治支氣管哮喘或老年性支氣管炎。

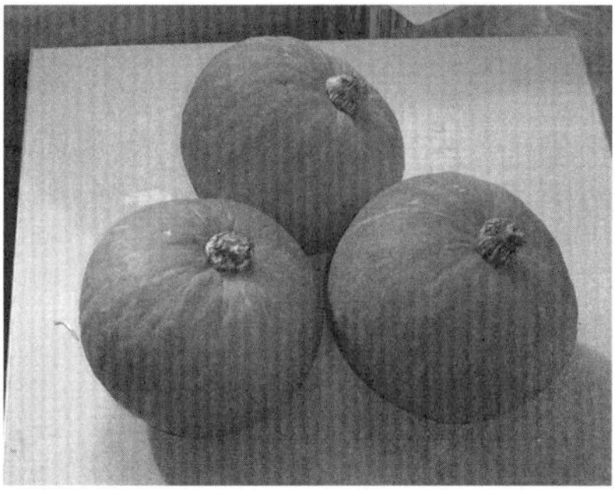

●金瓜與鰹魚相剋

鰹魚，《本草綱目》稱為鱧魚，俗稱火柴頭魚，因膚色黝黑，故稱烏魚，或黑魚。此魚性味甘寒，具有下氣利水之功效；而金瓜亦性味甘寒。二者同屬寒性，所以不宜同食，否則傷腸胃，損正氣。

此外，金瓜與鰹魚都含有複雜的生物活性物質與酶類，若將二者同食，會產生不利於人體健康的生化反應。

康。

所以，金瓜不宜與鰹魚共食或同時食用，以免影響人體健康。

●金瓜與黃鱔相剋

黃鱔溫中補氣，金瓜甘寒下氣，二者功用大不相同，同食則功用互相抵消，無益於身體。

從營養成分來看，二者生化成分複雜，可能產生不利於人體的生化反應，影響人體健康。

所以，金瓜不宜與黃鱔同時食用。

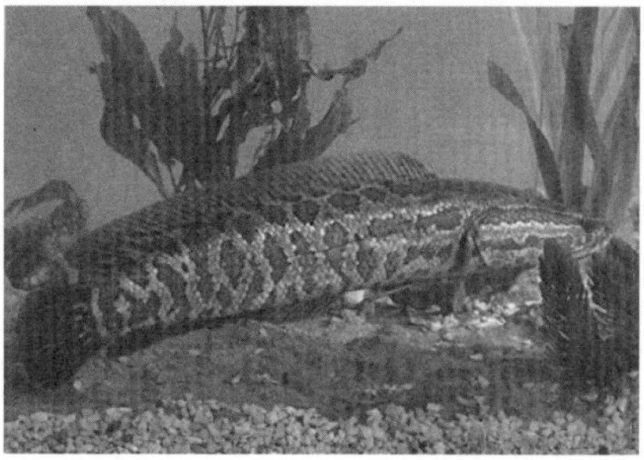

●金瓜與蝦相剋

蝦性溫，味甘、鹹，具有補腎壯陽、健胃補氣、祛痰抗癌等功效；而金瓜性寒，味甘，具有下氣平喘，清熱利痰之功效。二者性味功能皆不合，所以不宜同食。

此外，若將金瓜與蝦二者混合配食，會產生生化反應，其生化成分複雜，合食也於人體不利，影響健康。

所以，金瓜不宜與蝦同一時食用，如有此飲食習慣者應注意。

●金瓜與蟹相剋

蟹肉味鹹性寒，有微毒；而金瓜亦性味甘寒，二者都屬寒涼之性，若將二者同食，有如雪上加霜，會損害人體腸胃，甚至引起腹瀉、肚痛等症狀。

所以，金瓜不宜與蟹同時食用，不利於健康。

十一、南　瓜

俗名北瓜、飯瓜、番瓜。南瓜性溫、味甘。南瓜含蛋白質、碳水化合物、鈣、磷、鐵、硫胺素、核黃素、抗壞血酸、胡蘿蔔素、煙酸、粗纖維、胡蘆巴鹼、腺嘌呤、精氨酸、天門冬酸、酶類（抗壞血酸分解酶）等。

具有補中益氣、降血脂、降血糖等功效。適宜高血壓、冠心病、高血脂患者食用；適宜肥胖之人和中老年便秘之人食用；適宜糖尿病患者食用；適宜同鉛、汞等有毒金屬密切接觸的人食用；適宜癌症患者食用；適宜泌尿系結石患者食用。

南瓜中所含的大量果膠，在腸道內被充分吸收後，形成一種膠狀物質，能延緩對脂質的吸收。果膠還能和體內過剩的膽固醇黏結在一起，從而降低血液膽固醇的含

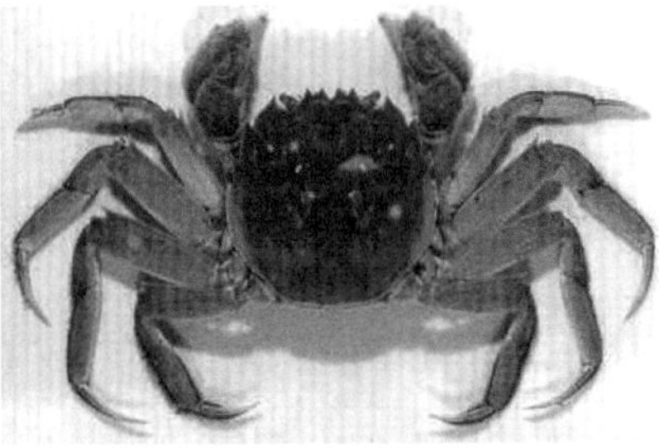

量，起到防止動脈硬化的作用。

南瓜所含的纖維素，具有良好的降脂減脂效果和通便作用。南瓜是一種低糖、低熱量的食品，含有多種微量元素，其中鈷的含量為所有蔬菜類之冠。鈷是胰島細胞所必需的微量元素，可促使糖尿病患者胰島素分泌正常。

南瓜有較好的抗毒能力，它能黏結和消除鉛、汞等有毒金屬，降低亞硝酸鹽的致癌性，增強肝腎細胞的再生能力，起到抵禦環境中毒的作用。所以也適宜癌症患者食用。南瓜汁還有加快腎結石和膀胱結石的溶解作用。

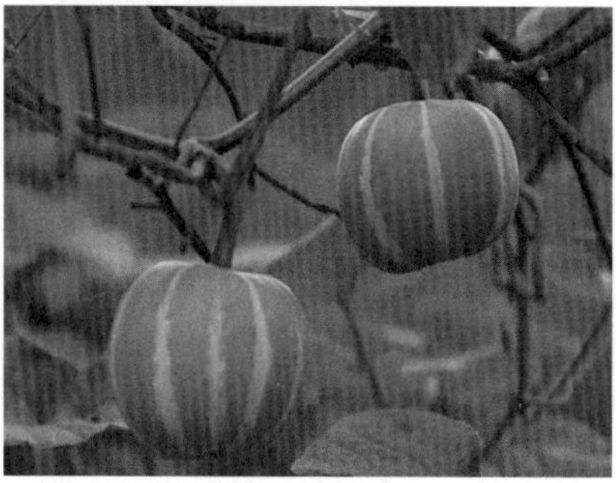

另有一種金瓜，形如南瓜而較小，外果皮紅黃色，俗名也叫「南瓜」，又稱「北瓜」，民間可用來治哮喘。

患有腳氣、黃疸病人以及氣滯濕阻之病忌食；南瓜忌與羊肉同食。

《本草綱目》：「多食發腳氣、黃疸。」《本草求真》：「凡人素患腳氣，於此最屬不宜，食則濕氣生壅。黃疸濕痹，用此與羊肉同食，則病尤見劇迫。」《隨息居飲食譜》：「凡時病疳瘧，疸痢脹滿，腳氣痞悶，產後痧痘，皆忌之。」《飲食須知》：「忌與豬肝、紅豆、蕎麥麵同食。」

●南瓜與含抗壞血酸食物相剋

由於南瓜含抗壞血酸分解酶，所以，不宜同富含抗壞血酸的菠菜、油菜、番茄、圓辣椒、小白菜、花菜等蔬菜同時食用。抗壞血酸分解酶不耐熱，南瓜煮熟後此酶即被破壞。所以，南瓜宜煮食，不宜炒食，更不宜與番茄、辣椒等蔬菜同炒食用。

●南瓜與羊肉相剋

李時珍在《本草綱目》中說：「南瓜不可與羊肉同食，令人氣雍。」這足以說明，羊肉與南瓜不宜同食的說法由來已久。

南瓜性溫，味甘，具有補中益氣、化痰排膿、除濕祛蟲、退熱止痢、止痛安胎之功效；而羊肉為大熱之品，具有補虛祛寒、溫補氣血、益腎補衰、開胃健力之功效。二者皆為大補之品，如果將它們同時進食，會令人腸胃氣窒，消化不良，腹脹肚痛。

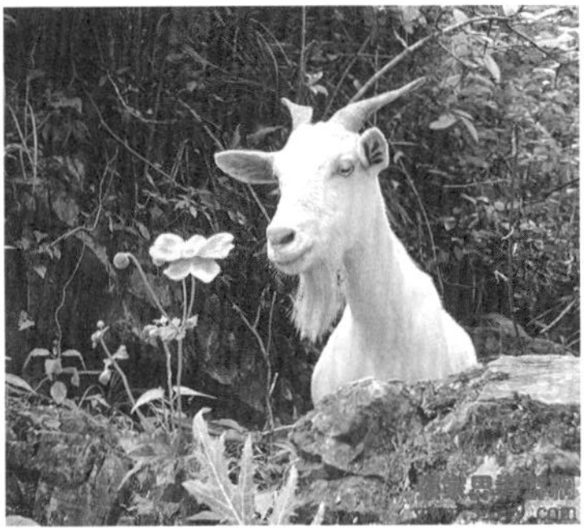

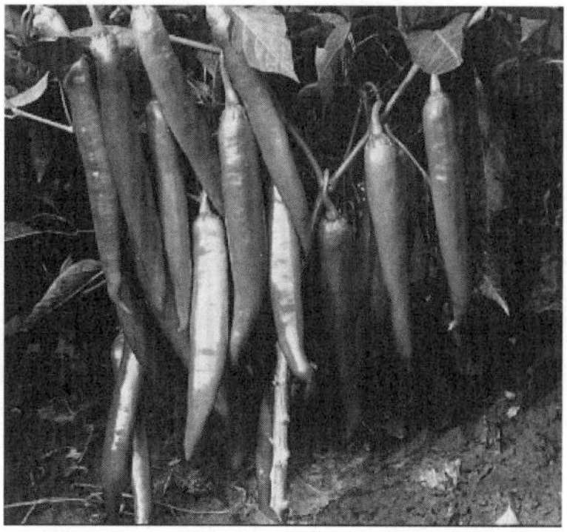

此外，在實踐中也有人將二者長期同食以後，導致胸悶腹脹、窒塞不舒的現象。

所以，羊肉不宜與南瓜同食，如果有此習慣者，應避之，改之。

●南瓜與辣椒相剋

南瓜亦含抗壞血酸分解酶，能破壞辣椒中的抗壞血酸，降低辣椒原有的營養價值。

所以，辣椒與南瓜亦不宜配食。

十二、番　茄

俗名西紅柿、洋柿子。番茄肉厚汁多，營養豐富，酸甜可口。每五百克番茄中含糖九克，脂肪一・四克，蛋白質二・八克，視黃醇一・六毫克，硫胺素〇・一四毫克，核黃素〇・一毫克，抗壞血酸五十五毫克，維生素P二・五毫克，鈣三十八毫克，磷一七四毫克，鐵一・九毫克，鎂七十五毫克，鉀二五〇毫克，鈉五十毫克，氯一九〇毫克。它所含的這些維生素和礦物質的量，相當於一・二五千克蘋果，或一・

五千克香蕉，或二千克的梨子，或者二千克葡萄。

據營養學家研究，一個人每天吃二百至四百克新鮮番茄，就基本上可以滿足人體所需要的維生素B_1、C及礦物質的營養。抗壞血酸容易氧化，怕熱，怕光又怕鹼，在我們常吃的蔬菜中，一般均不耐煮，如煮三分鐘，蔬菜中的抗壞血酸會損失百分之二，再煮十五分鐘左右，抗壞血酸就會損失百分之三十。

番茄的最大特點是，它含有檸檬酸、蘋果酸，而抗壞血酸又存在於酸性環境中，烹調時不易被破壞，其抗壞血酸損失也較少，這是其他蔬菜所不及的。

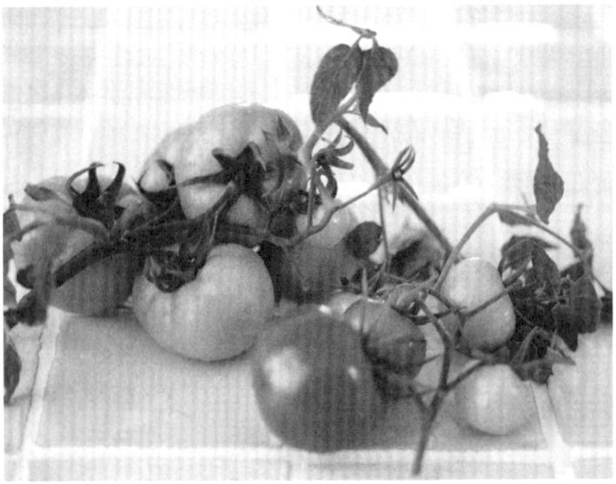

番茄性微寒，味甘酸。具有生津止渴、健胃消食等功效。適宜發熱口乾，暑熱煩渴，食慾不振之時食用；適宜高血壓病、腎臟病、心臟病、肝炎、眼底出血之人食用；適宜癌症患者食用；適宜抗壞血酸缺乏症、煙酸缺乏症（糙皮病）、糖尿病、牙齦出血者食用；適宜作為美容保健食品常服。《陸川本草》：「生津止渴，健胃消食。治口渴，食慾不振。」

由於番茄中抗壞血酸、視黃醇的比例合適，故食之可增強小血管功能，預防血管老化。番茄中的維生素P（蘆丁）的含量遠高於其他水果和蔬菜，既有降低毛細血管的通透性和防止其破裂的作用，還有預防血管硬化的特殊功效，且維生素P尚能增強抗壞血酸的生理作用，並可促進抗壞血酸在體內儲存，以備長期利用。

據中醫藥理研究發現，番茄還具有清熱解毒，涼血平肝，降低血壓的作用。患有高血壓、心臟病、肝炎病的人，如能堅持每天生食一兩個番茄，對身體健康是大有好處的。一般人如果經常吃些番茄，對防治高血壓病也很有益。

番茄性寒，素有胃寒者忌食生冷番茄。女子月經期間已有痛經史者忌食。也不宜生食青番茄，因為未成熟的番茄中，毒性物質番茄鹼含量較高，每一百克中可高達五十八毫克，生食後會使人頭昏、噁心、嘔吐，嚴重時甚至可致死。

●番茄與黃瓜相剋

番茄是含抗壞血酸非常豐富的食物，每一百克番茄中約含抗壞血酸二十至三十三毫克。為保護番茄中的抗壞血酸，不宜與黃瓜配食或同炒。

這是因為，黃瓜中具有一種抗壞血酸分解酶，而這種分解酶可能會將番茄中豐富的抗壞血酸破壞掉，從而失去原有的營養價值。

所以，番茄不宜與黃瓜配食或同炒。

●番茄與地瓜相剋

地瓜屬豆科植物，原產熱帶和亞熱帶，我國各地普遍栽培，為蔓生草本，地下塊根似番薯狀，生熟均可吃，生吃味甜，可當水果，煮炒可作菜。地瓜性涼，味甘；番茄性微寒，味甘酸。兩者同食會得結石病，嘔吐、腹痛、腹瀉。

所以，番茄不宜與地瓜配食或同炒。

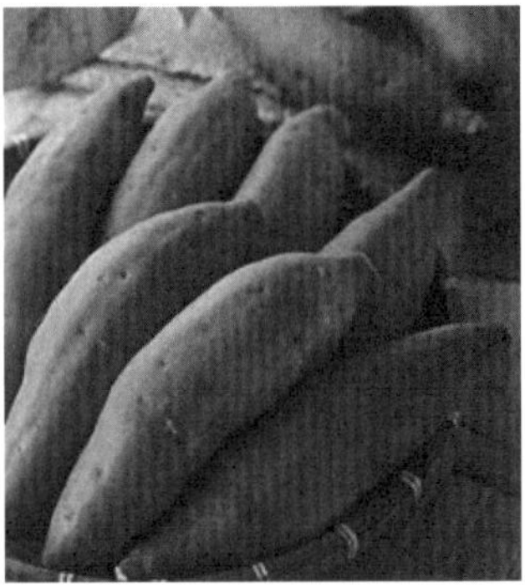

●番茄與魚肉相剋

番茄富含抗壞血酸，魚肉中含有鐵、銅等金屬元素，一旦與番茄中大量的抗壞血酸相結合，食物中的抗壞血酸會對銅的析放量產生抑制作用，金屬離子極易被氧化而降低自身的營養價值。

所以，番茄不宜與魚肉同食。

●番茄與豬肝相剋

番茄富含有抗壞血酸，豬肝含有豐富的鐵、磷、蛋白質、卵磷脂、視黃醇和微量元素，這些物質可使抗壞血酸氧化去氧，使其失去原來的抗壞血酸功能。

所以，番茄不宜與豬肝配食或同炒。

●番茄與胡蘿蔔相剋

番茄的最大特點是，它含有檸檬酸、蘋果酸，而抗壞血酸又存在於酸性環境中，烹調時不易被破壞，其抗壞血酸損失也較少，這是其他蔬菜所不及的。但如果與胡蘿蔔搭配起來吃，胡蘿蔔中含有一種叫抗壞血酸的分解酶，會破壞番茄中的抗壞血酸，使其失去原有的營養價值。

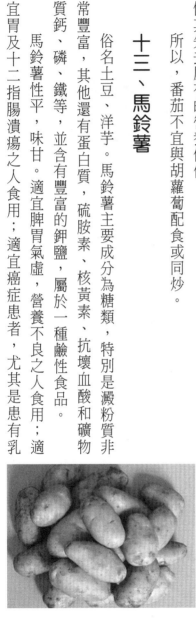

所以，番茄不宜與胡蘿蔔配食或同炒。

十三、馬鈴薯

俗名土豆、洋芋。馬鈴薯主要成分為糖類，特別是澱粉質非常豐富，其他還有蛋白質，硫胺素、核黃素、抗壞血酸和礦物質鈣、磷、鐵等，並含有豐富的鉀鹽，屬於一種鹼性食品。

馬鈴薯性平，味甘。適宜脾胃氣虛，營養不良之人食用；適宜胃及十二指腸潰瘍之人食用；適宜癌症患者，尤其是患有乳

房癌，直腸癌之人食用；適宜高血壓，動脈硬化者食用；適宜硫胺素缺乏症，壞血病患者食用；適宜腎炎患者食用；適宜習慣性便秘者食用。

患有糖尿病之人忌食。發芽的馬鈴薯內因含多量的龍葵素，對人體有毒害，可引起嘔吐噁心，頭暈腹瀉，嚴重的還會造成死亡，故應禁止食用。

馬鈴薯所含生物鹼較高，孕婦食用後，蓄積體內會產生畸形效應，所以，孕婦應該儘量少吃或不吃馬鈴薯。

●馬鈴薯與牛肉相剋

馬鈴薯燒牛肉是匈牙利一道名菜，也曾是前蘇聯所謂的「共產主義」生活典範，更是中國一道傳統家常菜，無論其色、香、味，都深得國人喜愛。然而，馬鈴薯和牛肉卻是不宜搭配的。

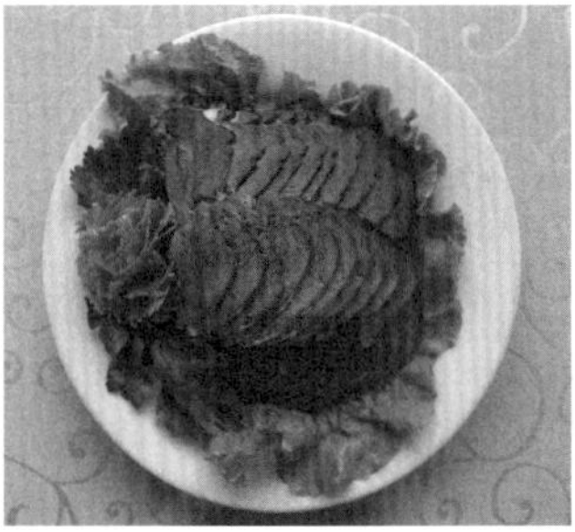

這是因為人體對不同食物的營養吸收有快有慢，這主要取決於腸胃的消化吸收功能，同時也是同類食物的某些屬性所決定的。而現實生活中的馬鈴薯與牛肉，在被消化時所需的胃酸濃度不同，勢必延長容留在胃中的時間，從而延緩在腸胃中消化吸收時間，不能達到即時散發營養素的效果，長此下去，就會導致腸胃功能的紊亂。很多時候，我們吃了馬鈴薯和牛肉，會感到胃脹氣，不舒服，便有這個因素在內。

所以，馬鈴薯燒牛肉雖然味美，但我們也要忍痛割愛，儘量少吃。

●馬鈴薯與番茄相剋

馬鈴薯主要成分為糖類，特別是澱粉質非常豐富，其他還有蛋白質，硫胺素、核黃素、抗壞血酸和礦物質鈣、磷、鐵等，馬鈴薯食用後會在人體的胃腸中產生大量的鹽酸。番茄在較強的酸性環境中會產生不溶於水的沉澱，從而導致食欲不佳，消化不良。

所以，番茄不宜與馬鈴薯同食。

十四、竹　筍

俗名冬筍、春筍、蟲筍、鞭筍、筍乾。竹筍除含有豐富的植物蛋白、脂肪、糖類外，還含有大量的胡蘿蔔素，硫胺素、核黃素、抗壞血酸和鈣、磷、鐵、鎂等。在竹筍所含的蛋白質中，至少有十六種氨基酸。

它是一個低脂肪、低糖、多纖維素的食品，具有促進腸道蠕動，幫助消化，防治便秘的效果，而且對於減肥，防止大腸癌，乳房癌也有作用。近代研究還表明，其所含的稀有元素鎂，具有一定防癌、抗癌的功效，所以，竹筍又是一種抗癌食品。

竹筍性微寒、味甘，具有利腸下氣、健胃消食、化熱消痰、啟脾爽胃、利水解酒、消解油膩之功效。適宜外感風熱或肺熱咳嗽，痰多色黃者食用；適宜浮腫及腹水，包括心臟病或營養不良引起的水腫之人食用；適宜小兒痳疹、風疹或水痘初起，發熱口渴，小便不利者食用；適宜動脈硬化、冠心病者食用；適宜肥胖之人、便秘患者食用；適宜癌症患者食用。

《食物宜忌》：「消痰，滑腸，透毒，解醉，發痘疹。」《綱目拾遺》：「利九竅，通血脈，化痰涎，消食脹。」《本草求原》：「竹筍，甘而微寒，清熱除痰，同肉多煮，益陰血。痘疹血熱毒盛，不起髮者，筍尖煮湯及入藥，俱佳。」《隨息居飲食譜》：「筍，甘涼，舒鬱，降濁升清，開膈消痰。惟山中盛夏之鞭筍，嚴寒之冬筍，味雖鮮美，與病無妨。」

竹筍性寒，又含較多的粗纖維和難溶性草酸鈣，凡患嚴重消化道潰瘍，食道靜脈曲張，上消化道出血，尿路結石者忌食；平素脾胃虛寒，腹瀉便溏之人忌食。根據前人經驗，竹筍忌與鷓鴣一同食用。《隨息居飲食譜》：「竹筍能發病，諸病後產後均忌之。」。小兒勿食，恐其咀嚼不細，最難克化也。」《食物宜忌》：「小兒脾虛者，多食難化。」

●竹筍與紅糖相剋

紅糖甘溫，竹筍甘寒，食物藥性稍有抵觸。但所說的相剋主要在於二者生化成分複雜。竹筍蛋白中含有十六至十八種氨基酸，其中的賴氨酸在與糖共同加熱的過程中，易形成賴氨酸糖基，這是一種對人體十分不利的物質，會影響人體健康。

所以，竹筍不宜與紅糖同時食用，不利於健康。

●竹筍與羊肝相剋

竹筍，味甘微寒，與羊肝的功能性味，並無抵觸之處。羊肝性味甘苦而寒，含視黃醇豐富，對視黃醇缺乏而引起的夜盲症，有治療作用。

中醫認為羊肝能補肝明目，這也是從實踐得出的結論。但是，竹筍記憶體在一些生物活性物質，在與羊肝同炒時，產生了某些有害於人體的物質或破壞了其中的營養素如視黃醇。竹筍羊肝偶爾配食可能並無妨礙，如多食常食則必然產生不良後果。為了解決二者相剋的問題，古人常將竹筍進行泡製，所以有食筍「煮之宜久，生必損人」的說法。可見在食竹筍前的泡製非常重要。久煮主要是破壞其中的某些生物活性

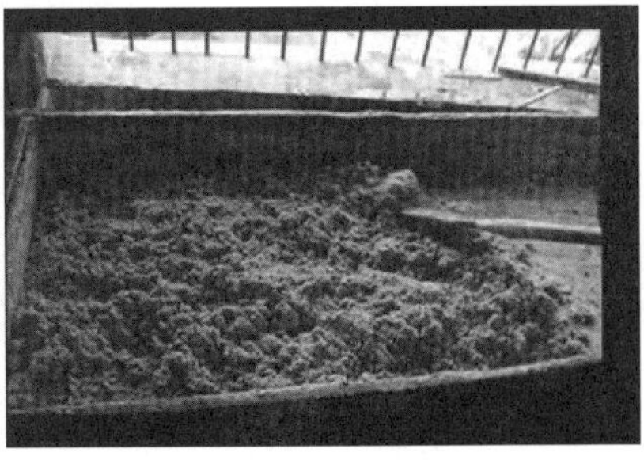

物質，如酶類。

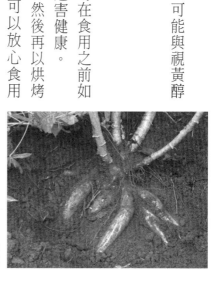

有關古人稱竹筍配羊肝，令人盲目的說法，可能與視黃醇的破壞有關，這大概也是說二者相剋的道理。

●竹筍與木薯相剋

澳大利亞食品專家提醒說，木薯和新鮮竹筍在食用之前如果處理不當，會使人接觸到有毒物質氰化氫，危害健康。

專家建議，首先應該把木薯剝皮並切成片，然後再以烘烤或煮等方法烹製，經過這樣加工後的木薯，是可以放心食用的。而經過加工的其他木薯製品，如木薯澱粉、木薯條或木薯粉都幾乎不會對人體造成危害，因為加工過程中有毒物質已被去掉。

對於新鮮竹筍，正確的處理方法是將竹筍縱向切成兩半，剝掉所有的葉子，去掉根部有粗糙纖維的部分，然後把竹筍切成薄片，在淡鹽水中煮八至十分鐘。

果品類

內經上所說的：「五穀為養，五果為助，五畜為益，五菜為充。」五果在古代指的桃、李、杏、梨、棗，實際上是水果乾果的總稱。水果含有人體所需的各種營養素，如糖類、維生素、無機鹽、有機酸、果膠等等。

從水果的營養成分看，它們都含有複雜的有機物質，其中一些有機酸（如鞣酸）易與其他食物中的蛋白質，或無機鹽類發生反應，生成不易溶解和難以吸收的物質（如鞣酸蛋白和其他絡合物）。又如有些瓜菜中（如黃瓜、胡蘿蔔、南瓜等）含有抗壞血酸分解酶，水果中的抗壞血酸一旦與之相遇，則容易被破壞而大大降低營養價值。在古籍所載果品與食物相剋條目中，有些很符合科學道理，有些是以訛傳訛，也有些至今機理不明，有待研究。

註：【絡合物】又稱配位化合物。凡是由兩個或兩個以上含有孤對電子（或π鍵）的分子或離子作配位體，與具有空的價電子軌道的中心原子或離子結合而成的結

構單元稱絡合單元，帶有電荷的絡合單元稱絡離子。電中性的絡合單元或絡離子與相反電荷的離子組成的化合物都稱為絡合物。習慣上有時也把絡離子稱為絡合物。

一、柑橘

俗名福橘、朱橘。柑橘性涼，味甘酸。具有潤肺、開胃、理氣、化痰、止咳、止渴、醒酒等功效。適宜急慢性氣管炎咳嗽有痰之人食用；適宜不思飲食，消化不良者食用；適宜發熱性疾病津傷口乾口渴之人食用；適宜癌症患者食用；也適宜高血壓病、冠心病、腦血管病變的中老年人食用；適宜低血鉀者食用。

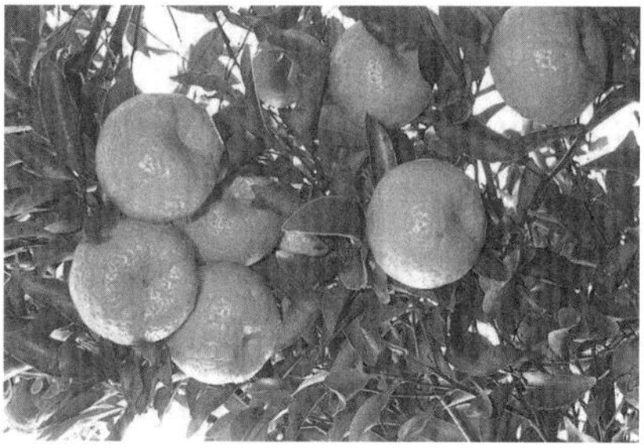

據分析，橘子中含有橙皮甙、檸檬酸和還原糖（包括葡萄糖、果糖、蔗糖）。橘子又是抗壞血酸和鉀的最好來源。醫學研究表明，經常吃橘子可以預防老年中風，這正和橘中含有大量的維生素密切相關。吃這種天然抗壞血酸和吃抗壞血酸藥片不同，因為天然抗壞血酸在體內的生物利用率高，而且和其他成分有協同作用。據成都軍區總醫院的調查論證認為，長年食用橘子的地方，腦血管病的發病率極低，認為食用橘子對高血壓、冠心病和腦血管疾病有防治意義。

對此，科學家研究認為，抗壞血酸在體內的抗氧化作用對減少膽固醇及其他導致動脈粥樣硬化的脂肪具有重要作用。橘絡含有維生素P，能防治高血壓病，又適宜老年人食用，對氣管炎咳嗽伴胸脇疼痛之人也頗為適宜。

橘子對風寒咳嗽及痰飲之人切忌多食；糖尿病患者亦忌食；患有胃潰瘍及泌尿系結石之人忌食。橘子忌與牛奶同食。《隨息居飲食譜》：「橘子甘平，然多食生痰聚飲，風寒咳嗽及有痰飲者勿食。味酸者戀膈滯肺，尤不益人。」《本草匯言》：「橘皮，亡液之症，自汗之症，元虛之人，吐血之人，不可用。」《得配本草》：「橘皮，痘疹灌漿時禁用。」《本經逢原》：「橘紅，久嗽氣泄，又非所宜。橘核，惟實證為宜，虛者禁用。」

●柑橘與龍鬚菜相剋

柑橘含有較多的果酸，而龍鬚菜含有豐富的蛋白質，若將柑橘與含蛋白質豐富的食物同時食用，柑橘中的果酸會使蛋白質凝結，影響消化吸收。

所以，柑橘不宜與龍鬚菜同時食用。

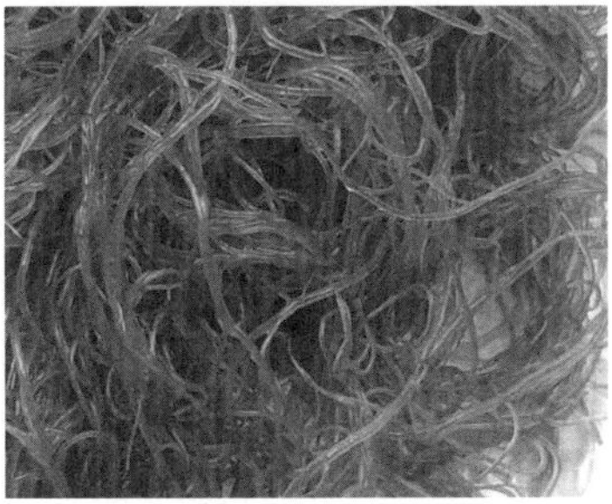

●柑橘與動物肝臟相剋

柑橘含有豐富的抗壞血酸，而動物的肝臟富含銅、鐵等離子，若將動物肝臟與抗壞血酸含量高的柑橘同時食用，銅、鐵極易使柑橘中的抗壞血酸氧化，從而失去原有營養價值。

所以，柑橘不宜與動物肝臟同時食用。

●柑橘與蛤相剋

蛤類品種很多，常供食用者有沙蛤、文蛤等。蛤類營養豐富，味道鮮美，含蛋白質、脂肪、碳水化合物、鈣、鎂、磷、鐵、銅、碘、視黃醇、硫胺素、核黃素、煙酸等營養成分，還含有一些酶類（如硫胺素分解酶等）。蛤類屬海產品，大多性寒，其性與蟹類略同；而柑橘為聚痰之物，二者同食不利於健康。

所以，在食用蛤類食物之後，不要立刻食用柑橘。

●柑橘與牛奶相剋

牛奶中的蛋白質會與橘子中的果酸和抗壞血酸相遇而凝結成塊，使人出現腹脹、腹瀉、腹痛等不適。

所以，柑橘不宜與牛奶同時食用。

●柑橘與蘿蔔相剋

橘子忌與蘿蔔同食。據報導蘿蔔在體內會代謝產生一種抗甲狀腺物質——硫氰酸，若與橘子同食，橘子中的類黃酮物質會轉化成羥苯甲酸而加強硫氰酸抑制甲狀腺的作用，從而誘發甲狀腺腫。

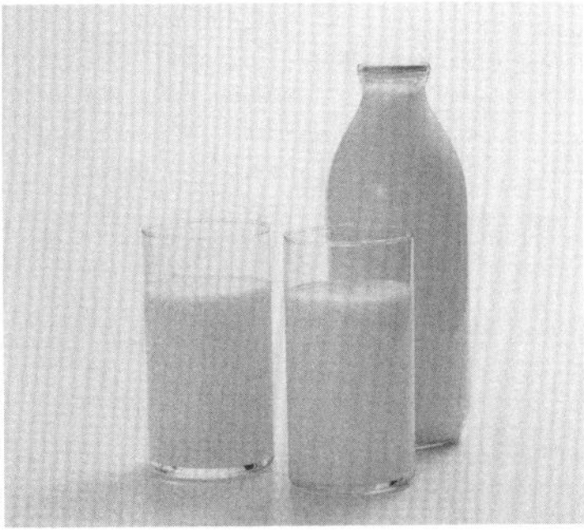

●柑橘與黃瓜相剋

橘子忌與黃瓜同食。這是因為黃瓜中的抗壞血酸分解酶會破壞橘子中所含的多量抗壞血酸，而使橘子的營養價值降低。

二、梨

俗名白梨、沙梨。梨性涼，味甘微酸。具有生津、清熱、止咳、化痰、潤燥、解酒等功效。適宜熱病後期，津傷口乾煩渴之時食用；適宜肺熱咳嗽、痰稠或無痰，或咽喉

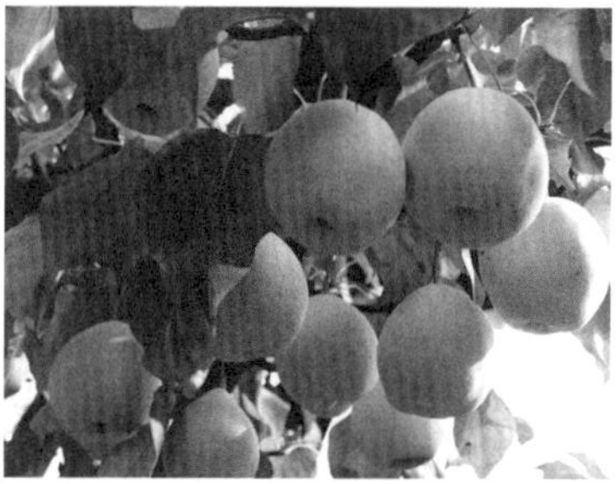

發癢乾痛、音啞，包括急慢性支氣管炎，肺結核者食用；適宜高血壓、心臟病、肝炎、肝硬化者食用；適宜習慣性便秘、噎膈、小兒百日咳、消渴，以及演唱人員食用；適宜鼻咽癌、喉癌、肺癌及放療後食用；適宜炎夏酷暑之季食用；適宜飲酒之後或宿醉未解者食用；適宜抗壞血酸缺乏者食用；適宜低血鉀者食用。

《本草衍義》：「惟病酒煩渴人，食之甚佳。」《食療本草》：「胸中痞塞熱結者，可多食好生梨。」清・王孟英：「新產及病後，須蒸熟食之。」《本草綱目》：「梨，潤肺清心，消痰降火，解瘡毒、酒毒。」

梨屬性涼多液水果，凡脾虛便溏、慢性腸炎、胃寒病、寒痰咳嗽或外感風寒咳嗽，以及糖尿病者忌食。孕婦生產之後亦忌食生梨。女子月經來潮期間以及寒性痛經者忌食生梨。《本草綱目》：「今人痰病火病，十居六七，梨之有益，蓋不為少，但不宜過食爾。」《本草經疏》：「肺寒咳嗽，脾虛泄瀉，腹痛冷積，寒痰，痰飲，婦人產後，小兒痘後，胃冷嘔吐，咸忌之。」《隨息居飲食譜》：「中虛寒瀉，乳婦，金瘡忌之。」《增補食物秘書》：「多食寒中，產後及金瘡與冷泄者勿食。」《飲食須知》：「多食令人寒中，損脾。乳婦產後血虛者勿食。生食多成冷痢。」

梨與開水相剋

梨性甘寒冷利，吃梨喝開水，必致腹瀉，這是因為一冷一熱刺激腸道的緣故。《本草綱目》中說「梨甘寒，多食成冷痢」，又說，「多食令人寒中萎困」，所以一忌多食，二忌與油膩之物同食，三忌冷熱雜進。

所以，不宜在吃梨的同時飲用開水。

梨與羊肉相剋

羊肉不宜與梨子同時食用，否則不利於健康。

梨性涼，味甘、微酸，具有清熱解毒、止咳化痰、生津止渴、散結通腸、清心降火之功效；而羊肉為大補、濕熱之品。如果將兩者同時食用，梨子中的消化酶就會將羊肉的酵素分解，阻礙消化，多食會造成消化不良、腹脹肚痛、內熱不散等症。

所以，我們在吃羊肉的時候，不要同時進食新鮮的梨子，應在進食一定時間後，方可進食另外一物。

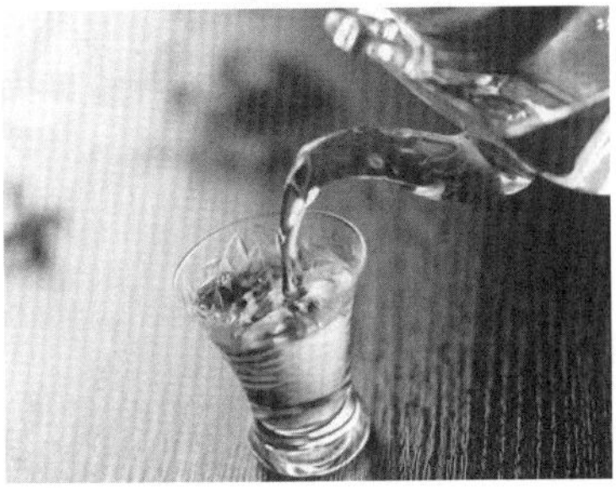

●梨與蟹相剋

《飲膳正要》「柿梨不可與蟹同食」。梨味甘微酸性寒，陶弘景《名醫別錄》云：「梨性冷利，多食損人，故俗謂之快果。」同時，在民間有食梨喝開水，可致腹瀉之說。由於梨性寒涼，蟹亦冷利，二者同食，傷人腸胃，所以不可同食。

三、李子

俗名嘉慶子。李子性平，味酸甘。能入肝、腎二經。具有清熱、生津、止渴、利水等功效。適宜發熱，口渴，虛勞骨蒸，肝病腹水，消渴引飲之人食用；適宜教師、演員音啞或失音者食用；適宜慢性肝炎，肝硬化者食用。李子與冰糖燉食，有潤喉開音作用。李子宜熟透後食用。每天吃二至三個甜李，對慢性肝炎療效較佳。頭皮多屑而癢者宜食。《千金食治》：「肝病宜食。」《泉州本草》：「清濕熱，解邪毒，利小便，止消渴。治肝病腹水，骨蒸勞熱，消渴引飲等證。」

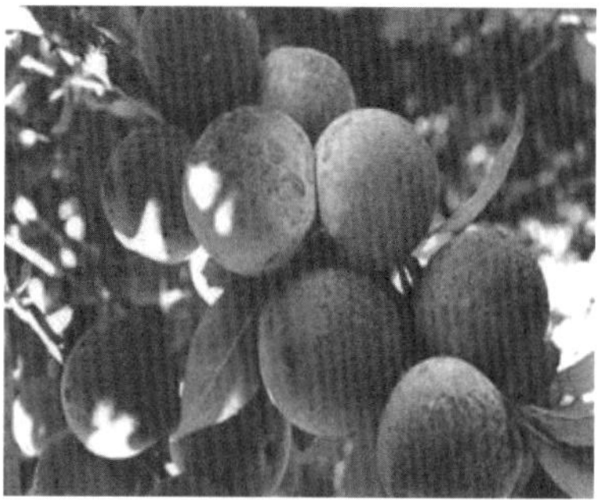

未成熟而苦澀的李子不可食。一次切忌食之過多，過多可引起虛熱腦脹。古有

「桃飽人，杏傷人，李子樹下躺死人」的告誡。根據前人經驗，李子忌與獐肉、雀肉、蜂蜜、鴨蛋一同食用。唐・孟詵：「李子不可和雀肉食，合蜜食損五臟。」《滇南本草》：「不可多食，損傷脾胃。」《隨息居飲食譜》：「多食生痰，助濕發瘧痢，脾弱者尤忌之。」《保生月錄》：「李子不可與蜜、雀肉同食，損五臟。」

●李子與青魚相剋

青魚肉含蛋白質、脂肪、碳水化合物、硫胺素、核黃素、煙酸、鈣、磷、鐵等營養成分。其性味甘平，功能益氣化濕，養胃醒脾；而李子多酸溫多汁，助濕生熱，所以，食青魚後，不宜多食李子。

脾胃虛弱，消化不良，血熱患者，更應忌食。

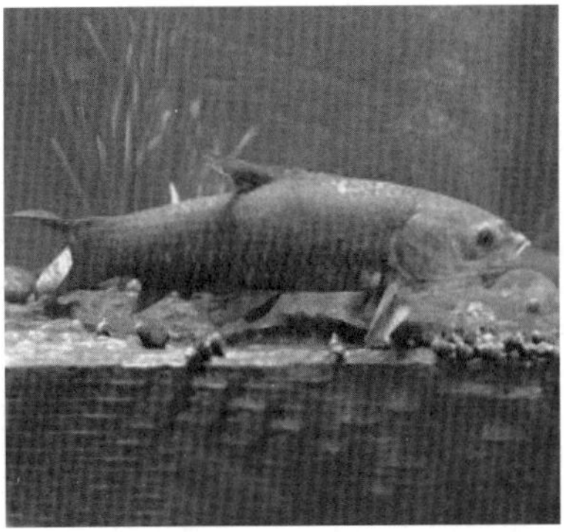

●李子與蜂蜜相剋

李子不宜與蜂蜜同食的說法由來已久。《食療本草》：「李合蜜食，損五臟。」《飲膳正要》：「李子、菱角不可與蜜同食。」

李子味甘酸溫，具有調中益肝，兼除癆熱之功效；蜂蜜味甘平，具有補中益氣，潤燥解毒之功效。二者藥性功能，並無相剋。但蜂蜜含多種酶類，李子的生化成分亦很複雜，二者同食後會有不良生化反應，不利於健康。

所以，李子不宜與蜂蜜同食。

四、荔 枝

俗名丹荔、妃子笑、離枝，為無患子科喬木植物荔枝的成熟果實。荔枝含有蛋白質、脂肪、糖類、鈣、磷、視黃醇、B群維生素、抗壞血酸、葉酸、枸櫞酸、蘋果酸、果膠等營養成分。

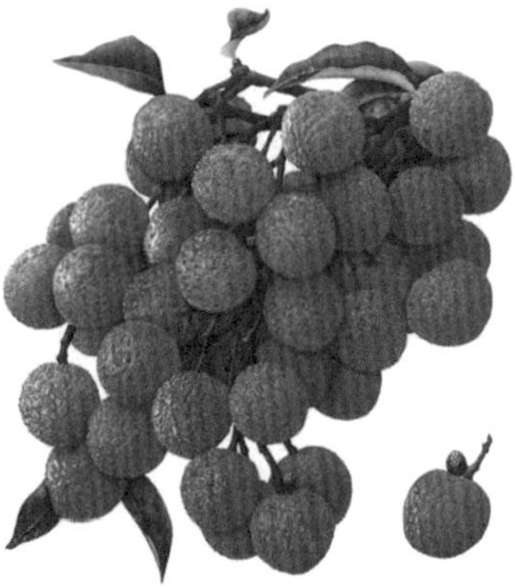

荔枝性溫，味甘酸。具有生津止渴、補脾養血、理氣止痛之功效。適宜體質虛弱，病後津液不足，貧血之人食用；適宜脾虛腹瀉，或老年人五更泄，胃寒疼痛者食用；適宜口臭之人食用。

《玉楸藥解》：「荔枝，甘溫滋潤，最益脾肝精血，陽敗血寒，最宜此味。血熱宜龍眼，血寒宜荔枝。乾者味減，不如鮮者，而氣質和平，補益無損，不至助火生熱，則大勝鮮者。」《本草經疏》：「鮮時味極甘美，多津液，故能止渴，甘溫益血，助榮氣，故能益人顏色。」

凡屬陰虛火旺體質者忌食；患有糖尿病之人忌食。一次不宜食之過多，否則易上火。荔枝性熱，妊娠、出血病患者以及小兒均應忌食。《食療本草》：「多食則發熱。」《本草綱目》：「荔枝，鮮者多食即齦腫口痛，或衄血，病齒䘌及火病人尤忌。」《飲食須知》：「多食發熱，煩渴口乾，衄血，鮮者尤甚，令即齦腫口痛，患火病及齒䘌人尤忌之。」

多食荔枝除能導致發熱上火之外，還可得「荔枝病」，此病在中國南方盛產荔枝的地區時有發生，其表現為清晨突然頭昏、噁心、出汗、乏力，甚至昏迷和循環衰竭等症狀。有學者認為，這是由於荔枝中含有一種名為a－次甲基丙環基甘氨酸的物質，可使血糖下降，若吃過多的荔枝可發生中毒性血糖降低性昏厥，即所謂「荔枝病」。若遇此情況，可用荔枝殼煎湯服。

●荔枝與黃瓜相剋

荔枝中含有豐富的抗壞血酸，而黃瓜中含有一種可以破壞抗壞血酸的抗壞血酸分解酶。若將二者同時食用，荔枝中的抗壞血酸會造到嚴重的破壞，失去了原有的營養價值。

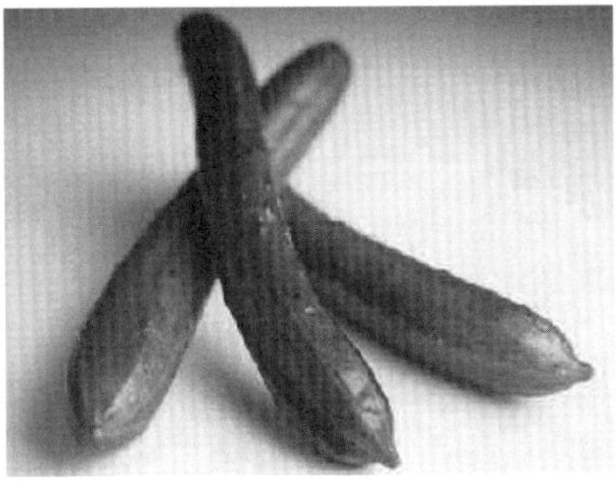

所以，荔枝不宜與黃瓜同時食用。

●荔枝與胡蘿蔔相剋

胡蘿蔔中含有一種叫抗壞血酸酵酶的物質，這種物質可以破壞荔枝中所含的抗壞血酸，降低了原有的營養價值。

所以，荔枝不宜與胡蘿蔔同時食用。

●荔枝與動物肝臟相剋

動物的肝臟富含銅、鐵等離子，這些離子可使食物中所含的抗壞血酸氧化而失去功效，荔枝為抗壞血酸含量豐富的水果，和動物肝臟同時食用可使二者的營養價值降低。

所以，荔枝不宜與動物肝臟同時食用。

五、梅

俗名薰梅、烏梅、桔梅肉、青梅。梅含蛋白質、糖類、多種維生素（以抗壞血酸含量最豐）、無機鹽、有機酸（如枸

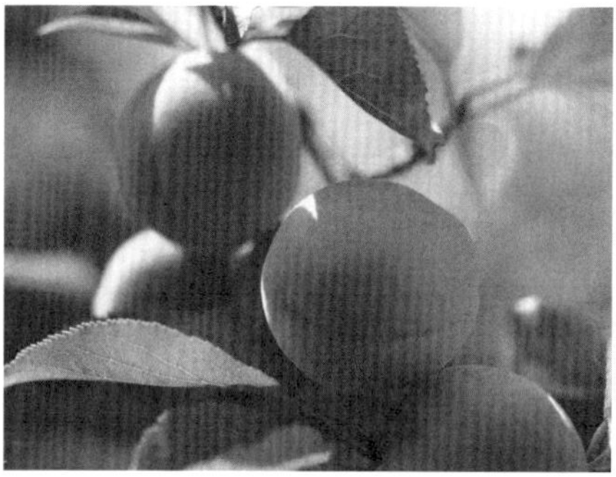

橼酸、蘋果酸、琥珀酸）等營養成分。性平，味酸。具有生津止渴、開胃澀腸、消炎止痢等功效。適宜虛熱口渴，胃呆食少，胃酸缺乏（包括萎縮性胃炎胃酸過少者），消化不良，慢性痢疾腸炎之人食用；適宜孕婦妊娠惡阻者食用；適宜膽道蛔蟲者食用。適宜夏季與砂糖煎水做成酸梅湯飲料以清涼解暑，生津止渴。

《隨息居飲食譜》：「梅，酸溫，溫膽生津，孕婦多嗜之。」《本草新編》：「烏梅止痢斷瘧，每有速效。」

烏梅，是未成熟果實青梅或成熟的果實黃梅，經煙火薰製而成。若用青梅以鹽水日曬夜浸，十日後有白霜形成，叫做白霜梅，其功效類似，宜忌相同。

據現代研究，青梅或梅子汁中含鉀多而含鈉較少，因此，需要長期服用排鉀性利尿藥者宜食之；梅子中因含兒茶酸能促進腸蠕動，因此，便秘之人宜食之。梅子中含多種有機酸，有改善肝臟機能的作用，故肝病患者宜食之。

梅子中的梅酸可軟化血管，推遲血管硬化，具有防老抗衰作用。

感冒發熱，咳嗽多痰，胸膈痞悶之人忌食；菌痢、腸炎的初期忌食。婦女正常月經期以及懷孕婦人產前產後忌食之。

《日華子本草》：「多啖傷骨，蝕脾胃，令人發熱。」《本草經疏》：「不宜多食，齒痛及病當發散者咸忌之。」《得配本草》：「瘧痢初起者禁用。」《隨息居飲食譜》：「多食損齒，生痰助火，凡痰嗽；痞膨，痞積，脹滿；外感未清，女子天癸未行，及婦女經期，產前產後，痧痘後並忌之。」《藥品化義》：「咳嗽初起，氣實喘促，胸膈痞悶，恐酸以束邪氣，戒之。」

●梅乾與鰻魚相剋

梅乾不宜與鰻魚同食。梅乾酸甘性溫，鰻魚性味甘平。從性味來看，二者並不相背。但梅乾中含苦杏仁苷，在酶的作用下分解生成氫氰酸和苯甲醇，這都是有毒的物質，不利於健康。如果將梅乾與鰻魚二者混合食用，可能引致中毒現象的發生。所以，梅乾不宜與鰻魚同時食用。

六、奇異果

俗名獮猴桃、楊桃、猴仔梨、山洋桃、野梨、狐狸桃、洋桃、藤梨。為獮猴桃科藤本植物獮猴的成熟果實。奇異果含有蛋白質、脂肪、糖類、果酸、膳食纖維、鈣、磷、鐵、鉀、鎂、類胡蘿蔔素、抗壞血酸、維生素B_1等。其所含抗壞血酸比柑橘類高五至八倍，比蘋果高十九至八

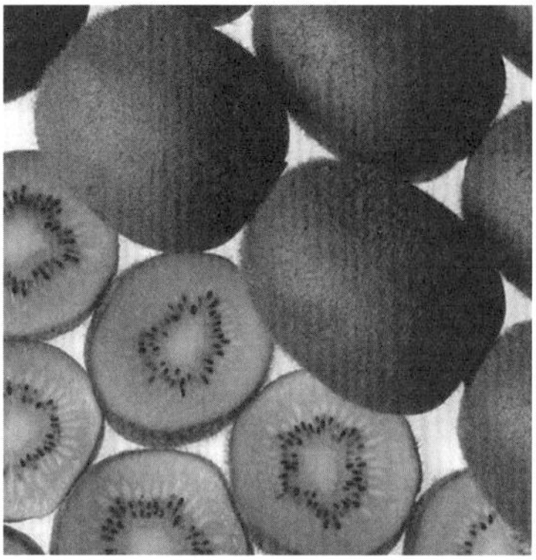

十三倍，比梨高三十二至一百三十倍。

奇異果性寒，味甘酸。具有解熱止渴、利尿消腫、開胃解毒、活絡止痛、軟堅消腫、消炎通淋之功效。適宜癌症患者，尤其是胃癌、食道癌、鼻咽癌、肺癌、乳房癌以及放療、化療後食用；適宜高血壓病、冠心病等心血管疾病之人食用；適宜黃疸肝炎、關節炎、尿道結石之人食用；適宜食慾不振、消化不良之人食用；適宜航空、航海、高原、礦井等特種工作人員和老弱病人食用。崔禹錫《食經》：「和中安肝，主黃疸，消酒。」

平素脾胃虛寒，腹瀉便溏之人忌食；患有糖尿病之人忌食。也有學者認為，奇異果有滑瀉之性，故先兆性流產，月經過多以及尿頻者忌食。

●奇異果與動物肝臟相剋

動物的肝臟富含銅、鐵等離子，這些離子可使食物中所含的抗壞血酸氧化而失去功效，奇異果為富含抗壞血酸的水果，若和動物肝臟同時食用，會降低其原有的營養價值。

所以，奇異果不宜與動物肝臟同時食用。

●奇異果與胡蘿蔔相剋

奇異果含有豐富的抗壞血酸，而胡蘿蔔中含有一種叫抗壞血酸酵酶的物質，這種物質可以破壞抗壞血酸。若將奇異果與胡蘿蔔同時食用，會降低二者原有的營養價值。

所以，奇異果不宜與胡蘿蔔同時食用。

●奇異果與黃瓜相剋

黃瓜中含有一種抗壞血酸分解酶，這種酶可以破壞食物中的抗壞血酸，若將二者同時食用，奇異果中的抗壞血酸會造到嚴重的破壞，失去原有的營養價值。

所以，奇異果不宜與黃瓜同時使用。

七、檸檬

俗名黎檬子、宜母子、裏木子、藥果、夢子、宜母果、檸果等，為芸香科植物黎檬或洋檸檬的果實。檸檬含有蛋白質、脂肪、碳水化合物、膳食纖維、硫胺素、核黃素、尼克酸、抗壞

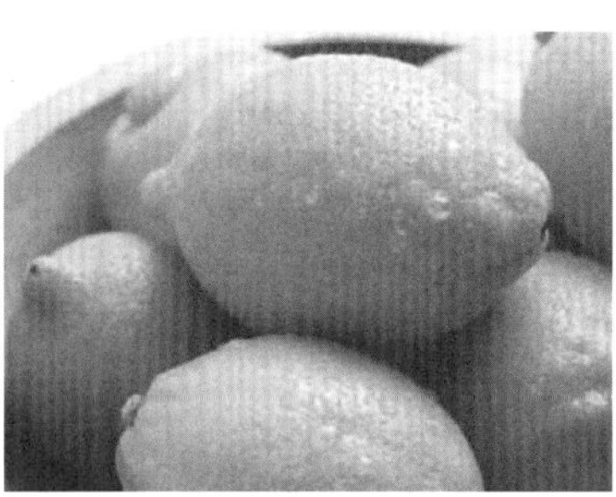

血酸、維生素E、鈣、磷、鉀、鈉、鎂、鐵、鋅、銅等營養成分。尚含有煙酸、檸檬酸、蘋果酸、奎寧酸、橙皮甙、柚皮甙、聖草次甙、香豆精類、甾醇、揮發油等。

檸檬性微溫，味甘酸。具有生津止渴、利肺潤喉、開胃消食、祛暑、安胎之功效。適宜暑熱口乾煩渴，消化不良，胃呆呃逆之人食用；適宜抗壞血酸缺乏者食用；適宜孕婦或胎動不安時食用，故又有「宜母果」之名；還適宜腎結石者食用；適宜高血壓、心肌梗塞患者食用，可起到保護血管，改善血液循環的效果。《食物考》：「孕婦宜食，能安胎。」《粵語》：「檸檬，宜母子，味極酸，孕婦肝虛嗜之，故曰宜母。當熟時，人家競買，以多藏而經歲久為尚，汁可代醋。」

牙痛之人忌食，糖尿病人亦忌。

●檸檬與海味相剋

海味食品如蝦、蟹、海參、海蜇等，其中含有豐富的蛋白質和鈣等營養物質，而檸檬含果酸較多。若將二者同時食用，檸檬中的果酸會使蛋白質凝固，也可與鈣結合生成不易於消化的物質，降低食物的營養價值，導致胃腸不適。

所以，檸檬不宜與蝦、蟹、海參、海蜇等海味同時食用。

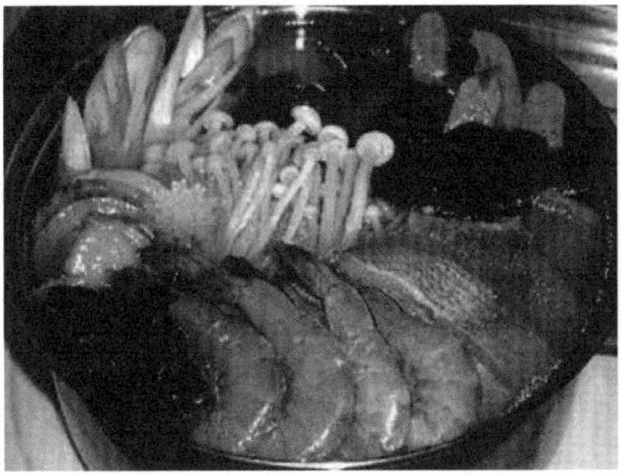

●檸檬與牛奶相剋

檸檬中含有豐富的果酸，而牛奶中含有大量的蛋白質。若將二者同時食用，檸檬中的果酸會使牛奶中的蛋白質凝固，影響消化吸收，不利於健康。

所以，檸檬不宜與牛奶同時食用。

●檸檬與蘿蔔、黃瓜、動物肝臟相剋

檸檬含有豐富的抗壞血酸，而蘿蔔、黃瓜、動物肝臟均含有破壞抗壞血酸的物質。若將檸檬與蘿蔔、黃瓜、動物肝臟等同時食用，檸檬中的抗壞血酸就會被它們徹底破壞，失去原有的營養價值。

所以，檸檬不宜與蘿蔔、黃瓜、動物肝臟等食物同時食用。

八、枇杷

俗名盧橘、金丸、臘兄。為薔薇科木本植物枇杷的成熟果實。枇杷果肉營養較多，每一百克果肉中含胡蘿蔔素高達一・

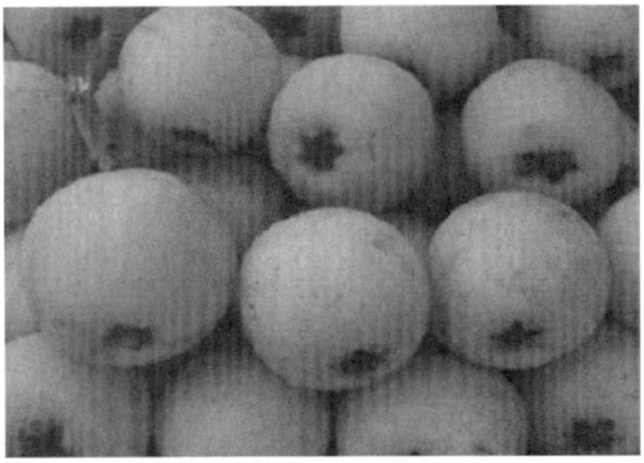

五二毫克，為鮮果中含量較多的果品之一，抗壞血酸、維生素B的含量也較豐富，還含有碳水化合物、蛋白質、脂肪、纖維素、果酸、無機鹽、鈉、鉀、鈣、磷、鐵以及蘋果酸、檸檬酸等。

枇杷性涼，味酸甘。具有潤肺止咳、生津止渴、和胃降逆之功效。適宜肺痿咳嗽，胸悶多痰，以及勞傷吐血之人食用；適宜壞血病患者食用。枇杷宜成熟後食用。《本經逢原》：「必極熟，乃有止渴下氣潤五臟之功。」

糖尿病患者忌食。枇杷仁含氫氰酸，有毒，故吃枇杷時忌食枇杷仁。尚未成熟的枇杷忌食。唐・孟詵：「枇杷實，多食發痰熱，傷脾。」清張璐：「枇杷若帶生味酸，力能助肝伐脾，食之令人中滿泄瀉。」《隨息居飲食譜》：「多食助濕生痰，脾虛滑泄者忌之。」《類摘良忌》：「枇杷不可同炙肉、熱面同食，令人患熱發黃。」

●枇杷與胡蘿蔔相剋

枇杷是一種富含抗壞血酸的水果，而胡蘿蔔中含有一種叫抗壞血酸醉酶的物質，這種物質可以破壞枇杷中所含的抗壞血酸，降低原有的營養價值。

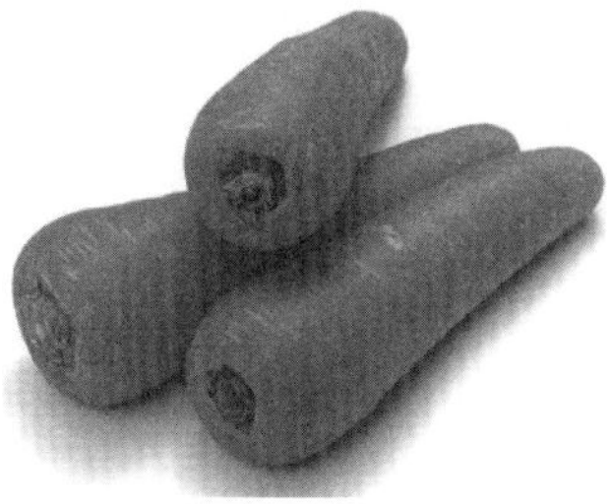

所以，枇杷不宜與胡蘿蔔同時食用。

●枇杷與黃瓜相剋

枇杷中含有豐富的抗壞血酸，而黃瓜中含有一種可以破壞抗壞血酸的抗壞血酸分解酶。若將二者同時食用，枇杷中的抗壞血酸會造到嚴重的破壞，失去原有的營養價值。

所以，枇杷不宜與黃瓜同時食用。

●枇杷與海味相剋

枇杷富含果酸，若和含鈣和蛋白質豐富的海味及其他富含蛋白質的食物同時食用，果酸可以和海味中的鈣結合生成沉澱，使蛋白質凝固，影響營養成分的消化吸收。

所以，枇杷不宜與海味或其他富含蛋白質的食物同時食用，以免影響健康。

九、蘋　果

又名奈、平波、超凡子、天然子、蘊婆。為薔薇科植物蘋果的果實。

蘋果性涼，味甘。具有潤肺、健胃、生津、止渴、止瀉、消食、順氣、醒酒等功效。適宜慢性胃炎、消化不良、氣滯不通者食用；適宜慢性腹瀉、神經性結腸炎之人食用；適宜便秘者食用；適宜高血壓、高血脂症和肥胖症患者食用，蘋果能防止膽固醇增高；適宜飲酒之後食用，可起到解酒效果；適宜癌症患者食用；適宜貧血之人和抗壞血酸缺乏者食用。《滇南本草》：「蘋果燉膏食之生津。」《隨息居飲食譜》：「潤肺悅心，生津開胃，醒酒。」

蘋果主要含碳水化合物，其中大部分是糖，還含有鞣酸、有機酸、果膠、纖維素、維生素B、抗壞血酸及微量元素。中老年人常吃蘋果有好處，不僅能止瀉，對高血壓病也有顯著的預防效果。日本曾對數萬人進行調查發現。每天吃三個以上蘋果的人，都能維持較低的血壓。更可貴的是，蘋果具有預防癌症的特殊作用，蘋果中含有大量的纖維素，常吃蘋果，可以使腸道內膽固醇含量減少，糞便量增多，縮短排便時間，能夠減少直腸癌的發生。

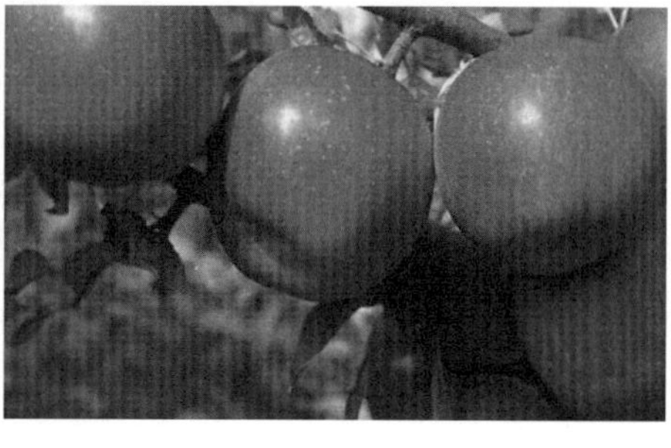

蘋果之所以既能止瀉，又能通大便，是因為蘋果中含有鞣酸、有機酸、果膠和纖維等。鞣酸和有機酸有收斂作用，果膠、細纖維有吸收細胞和毒素的作用，因此能夠止瀉。另一方面，蘋果中的細纖維能使大便鬆軟，排泄便利；同時有機酸也有刺激腸子的作用，所以能通大便。

此外，蘋果中的鉀，能與體內過剩的鈉結合，使之排出體外，所以，食入過多鹽分時，可多吃蘋果以解除。因此，常吃蘋果對高血壓患者有益。

平素有胃寒病者忌食生冷蘋果；患有糖尿病者忌食。《別錄》：「蘋果多食，肺氣壅臚脹，有病人尤甚。」

●蘋果與胡蘿蔔相剋

胡蘿蔔中含有一種叫抗壞血酸酵酶的物質，這種物質可以破壞蘋果中所含的抗壞血酸，降低了其原有的營養價值。

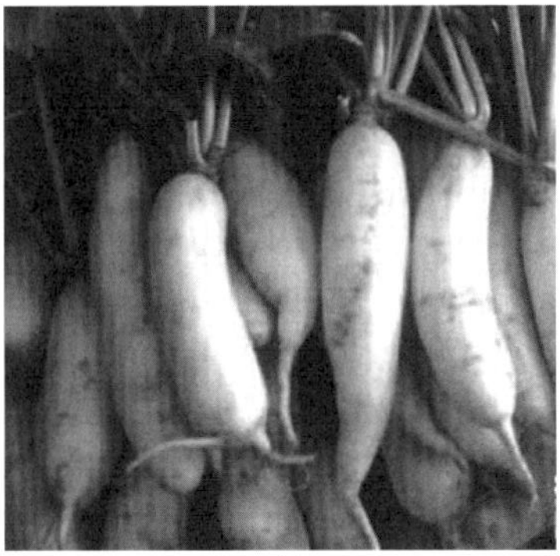

所以，蘋果不宜與胡蘿蔔同時食用。

●蘋果與白蘿蔔相剋

蘋果含有豐富的植物色素，若將其與白蘿蔔一起食用，經胃、腸道的消化分解，可產生抑制甲狀腺作用的物質，誘發甲狀腺腫。

所以，蘋果不宜與白蘿蔔同時食用。

十、葡萄

俗名草龍珠、山葫蘆、蒲挑、蒲萄、蒲肉等，為葡萄科植物葡萄的果實。葡萄的營養物質很豐富，葡萄中的糖類和酸類就有多種，如葡萄糖、果糖、蔗糖、木糖、酒石酸、檸檬酸、蘋果酸、草酸、枸櫞酸等，單糖不僅可促進消化，且有保肝作用。其中鈣與鐵的含量也很高，此外還含有蛋白質、卵磷脂、胡蘿蔔素及維生素類。

葡萄性平，味酸甘。具有補氣養血、開胃升津、利尿消腫、透發痘疹之功效。適宜肝病之人食用；適宜腎炎、高血壓病、水腫之人食用；適宜兒童孕婦和貧血患者食用，尤其是曬乾後的葡萄乾，其含糖量與含鐵量較鮮葡萄多；適宜神經衰弱、過度疲勞、體倦乏力、形體羸瘦、未老先衰之人食用；適宜肺虛咳嗽、盜汗之人食用；適宜風濕性關節炎、四肢筋骨疼痛之人食用；適宜癌症患者食用。

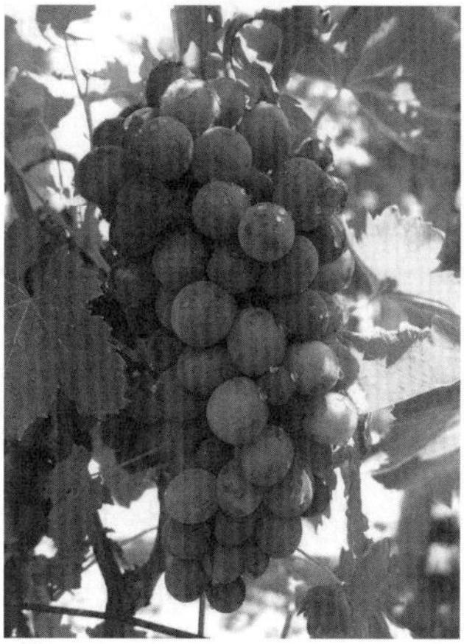

《神農本草經》：「益氣倍力，強志，令人肥健耐饑，久食輕身不老延年。」《隨息居飲食譜》：「補氣，滋腎液，益肝陰，禦風寒，強筋骨，通淋逐水，止渴，安胎。」《滇南本草》：「葡萄，大補氣血，舒筋活絡，泡酒飲之，治陰陽脫症，又治盜汗虛症，汁治咳嗽。」《百草鏡》：「治筋骨濕痛，利水甚捷，除遍身浮腫。」

患有糖尿病的人忌食。肥胖之人也不宜多食。唐・孟詵：「葡萄不堪多食，令人卒煩悶眼暗。」《醫林纂要》：「多食生內熱。」《本經逢原》：「食多令人泄瀉。」

●葡萄與海味相剋

海味食物如魚、蝦、蟹、海參、海蟄、海藻等，含有豐富的蛋白質和鈣等營養物質，若與含果酸較多的葡萄同時食用，不僅會降低蛋白質的營養價值，且容易使海味中的鈣質和果酸結合成新的不易消化的物質，刺激胃腸道，出現腹痛、噁心、嘔吐等症狀。

所以，葡萄不宜與魚、蝦、蟹、海參、海蟄、海藻等海味同時食用。

●葡萄與蘿蔔相剋

葡萄含有大量的植物色素，如果將其與蘿蔔一起食用，食用後經胃腸道的消化分解，可產生抑制甲狀腺作用的物質，誘發甲狀腺腫。

所以，葡萄不宜與蘿蔔同時食用。

十一、柿 子

俗名紅柿、大蓋柿。柿子性寒，味甘澀。具有補虛、健胃、潤肺、清熱、止渴、解酒毒等功效。適宜痔瘡出血，大便乾結之人食用；柿子為優良的降血壓食品，適宜高血壓病人食用；適宜缺碘所引起的甲狀腺疾病之人食用，因為鮮柿中含碘量很高；適宜飲酒過量或長期敬酒之人食用。《別錄》：「軟熟柿解酒熱毒，止口乾，壓胃間熱。」《隨息居飲食譜》：「鮮柿，甘寒養肺胃之陰，宜於火燥津枯之體。」

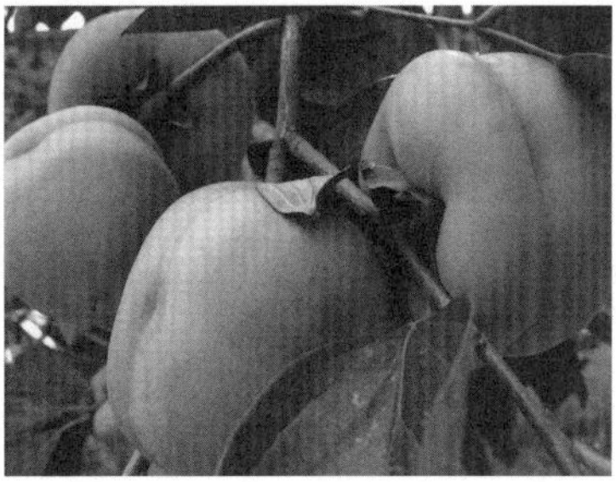

柿子的營養成分主要為糖類、蛋白質、脂肪、澱粉、果膠和多種維生素及微量元素。每一百克熟柿中可含糖五至二十克，烘熟的鮮柿中含糖高達百分之十五左右，蛋白質〇·七克，脂肪〇·一克，含碘量達四九·七毫克，以及鉀、鐵、鈣、鈉、鎂、磷等礦物質，抗壞血酸含量豐富，每一百克中約含四十三毫克；此外，還有胡蘿蔔素、硫胺素、核黃素、維生素P等。

柿子中含單寧，而單寧有強烈的收斂作用，遇酸後並可凝集成塊，與蛋白質結合產生沉澱。如空腹食較多的鮮柿子，當胃液游離酸度較高時，就會凝結成塊，並隨胃蠕動的機械作用，聚集成較大的柿團，即謂「柿石」。所以，不宜空腹多食柿子，不宜吃生柿，食柿子時要去皮，食柿後不宜再進酸性食物。

凡脾胃虛寒，腹瀉便溏，以及外感風寒咳嗽之人忌食；凡體弱多病，婦人產後，女子月經期間，均忌食柿子；患有糖尿病之人忌食，熟柿含較多糖類，包括蔗糖、葡萄糖、果糖等。柿子性大涼，故一次切忌食之過多，並忌空腹食柿，否則會引起肚子不舒服。

根據前人經驗，柿子忌與螃蟹、獺肉一同食用。《本草圖經》：「凡食柿，不可與蟹同，令人腹痛大瀉。」《本草經疏》：「肺經無火，因客風寒作嗽者忌之；冷痢滑泄，腸胃虛脫者忌之；脾家素有寒積及感寒腹痛，感寒嘔吐者，皆不得服。」清・王孟英：「凡中氣虛寒，痰濕內盛，外感風寒，胸腹痞悶，產後，病後，瀉痢，瘧、疝、痧痘後，皆忌之。」《飲食須知》：「多食發痰。同酒食易醉，或心痛欲死。同蟹食，令腹痛作瀉，或嘔吐昏悶。」《中藥大辭典》：「凡脾胃虛寒，痰濕內盛，外感咳嗽，脾虛泄瀉，瘧疾等症均不宜食。」

●柿子與章魚相剋

章魚氣味甘，性寒，無毒，其藥性冷而不泄，可養血益氣；而柿子甘澀性寒。二者都屬寒冷之性，所以不宜同食，否則有損腸胃，容易導致腹瀉。

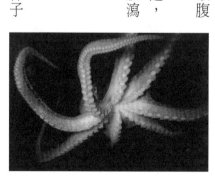

此外，章魚亦為高蛋白食物，蛋白質與柿子中的鞣酸相遇，容易凝結成鞣酸蛋白，聚於腸胃中，可引起嘔吐、腹痛、腹瀉等症狀。

所以，在食用章魚之後，不宜馬上吃柿子。

●柿子與蟹相剋

柿子不宜與蟹同時食用。據《本草圖經》記載：「凡食柿子不可與蟹同，令人腹痛大瀉。」《飲膳正要》：「柿梨不可與蟹同食。」《本草綱目》：「蟹不可同柿及荊芥食，發霍亂動風，木香汁可解。」

從食物藥性看，柿蟹皆為寒性，二者同食，寒涼傷脾胃，素質虛寒者尤應忌之；就營養成分而言，柿中含鞣酸，蟹肉富含蛋白，二者相遇，凝固為鞣酸蛋白，不易消化且妨礙消化功能。使食物滯留於腸內發酵，會出現嘔吐、腹瀉、腹痛等食物中毒現象。

所以，柿子與蟹不可同時食用。

●柿子與海帶相剋

海帶中含有鈣離子；而柿子中含有較多的鞣酸，若將二者一起食用，海帶中的鈣離子可與柿子等水果中的鞣酸結合，生成不溶性的結合物，影響某些營養成分的消化吸收，導致胃腸道不適。

所以，海帶不宜與柿子等水果一起食用。

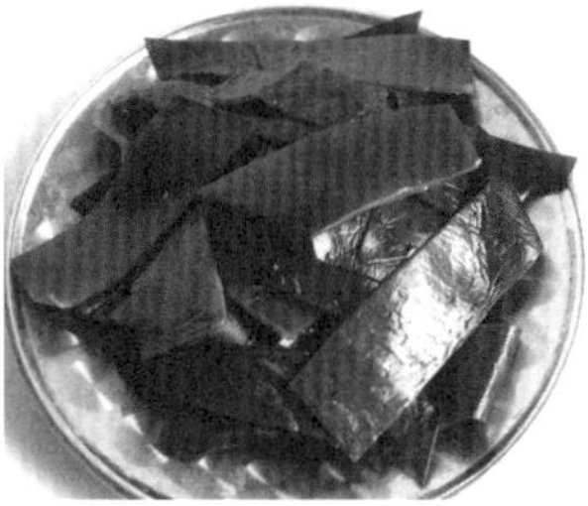

●柿子與紫菜相剋

紫菜也是富含鈣離子的食物，與含鞣酸過多的柿子同食會生成不溶性結合物，機理同海帶與柿子的關係。

所以，柿子與紫菜也不能同食。

●柿子與紅薯相剋

柿子味甘、性寒，具有清熱生津、潤肺等功效，內含蛋白質、糖類、脂肪、果膠、鞣酸、維生素及無機鹽等營養物質；而紅薯味甘、性平，具有補虛氣、益氣力、強腎陰等功效，內含大量糖類等營養物質。這兩種食物分別食用對身體有益無害，若同時吃，卻對身體不利。

這是因為，吃了紅薯，人的胃裏會產生大量鹽酸，如果再吃些柿子，柿子在胃酸的作用下產生沉澱。沉澱物積結在一起，會形成不溶於水的結塊，既難於消化，又不易排出，人就容易得胃柿石，嚴重者需要去醫院開刀治療。

所以，紅薯與柿子是不宜同時食用的。

●柿子與酸性菜相剋

吃過柿子後，請不要多飲酸性菜湯或飲過多的水，否則就有可能發生胃石症。

這是因為，吃了酸性菜，人的胃裏會產生大量鹽酸，如果在這個時候再吃些柿子，柿子會在胃酸的作用下產生沉澱，沉澱物積結在一起，會形成不溶於水的結塊，從而形成胃石症。

所以，在吃過柿子之後，請不要多飲酸性菜湯或飲過多的水，以免影響健康。

●柿子與酒相剋

在吃過柿子之後，不宜飲酒。古人陳藏器曾說：「飲酒食

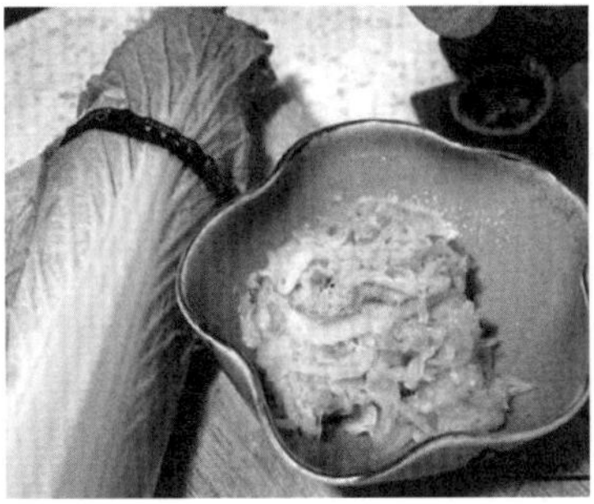

紅柿，令人易醉或心痛欲死。」

酒味甘辛微苦，性大熱有毒。而柿子性寒，二者不宜同食。況且人們往往在飲酒時，大多用肉類等菜餚下酒，蛋白質食物更與柿子相剋，生化反應後形成凝塊，既難於消化又不易排出，久之就會成病。

另外，酒類入胃刺激腸道分泌增加，柿中鞣酸與胃相遇，又形成稠黏狀物質，易與纖維素絞結成團，形成柿石，造成腸道梗阻。

所以，有關「柿可解酒」的說法，是不可信的。而應注意在吃過柿子之後，不宜飲酒。

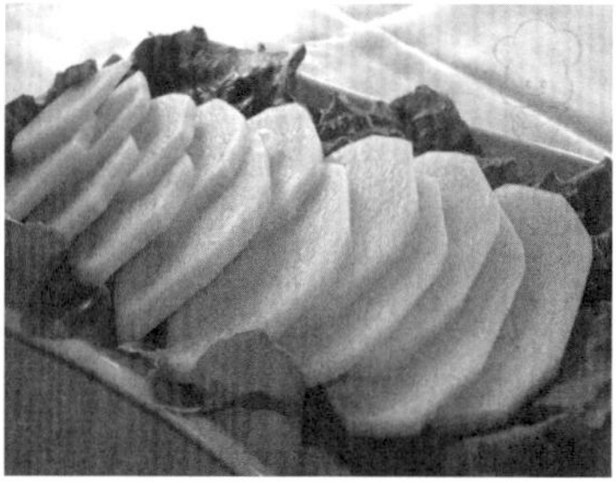

●柿子與馬鈴薯相剋

吃了馬鈴薯，人的胃裏會產生大量鹽酸，如果再吃柿子，柿子在胃酸的作用下會產生沉澱，既難以消化，又不易排出。

所以，柿子與馬鈴薯是不宜同時食用的。

●柿子與蘿蔔相剋

人體缺碘會得甲狀腺腫，俗稱「大脖子」。吃蘿蔔後，人體產生一種抗甲狀腺腫的物質——硫氰酸。此時如進食大量含植物色素的水果，就會在腸道分解出一種酸性物質，加強硫氰酸抑制甲狀腺的作用，從而誘發或導致甲狀腺腫。

所以，柿子與蘿蔔是不宜同時食用的。

十二、楊　梅

俗名梅龍睛、樹梅、水楊梅、朱紅等，為楊梅科喬木植物楊梅的成熟果實。楊梅含有豐富的抗壞血酸、B群維生素、鐵質、葡萄糖、果糖、檸檬酸、蘋果酸、草酸等物質。性溫，味酸甘。具有生津、解渴、和胃、消食、止痢等功效。適宜胃氣痛，煩渴，發痧吐瀉（急性胃腸炎），痢疾之人食用；適宜患有口腔咽喉炎之人食用；適宜肥胖之人食用；適宜癌症患者及放療、化療後食用；適宜習慣性便秘之人食用。《現代實用中藥》：「治口腔咽喉炎症。」《中國藥植圖鑒》：「對心胃氣痛及霍亂有效。」

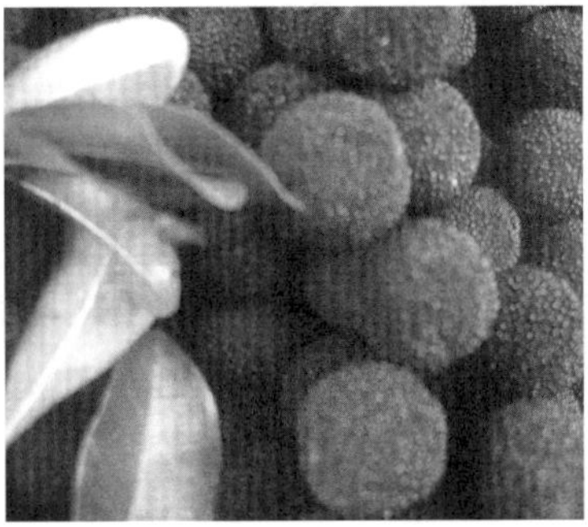

楊梅中的蘋果酸、乳酸、草酸之類的果酸，既能開胃生津，消食解暑，又能阻止糖轉化成脂肪，有助於減肥防胖。楊梅含大量的抗壞血酸，不僅直接參與人體糖的代謝和氧化還原過程，增強毛細血管的通透性，還有降血脂，阻止致癌物質在體內合成

等功效。楊梅中的纖維素，能刺激腸道蠕動，是治療便秘的良好食物。

凡陰虛，血熱，火旺，和牙齒疾患和糖尿病人忌食。根據前人經驗，楊梅忌與生蔥同食。唐・孟詵：「切不可多食，甚能損齒及筋，忌與生蔥同食。」《本經逢原》：「血熱火旺之人不宜多食，恐動經絡之血而致衄也。」《本草從新》：「多食發瘡致痰。」《隨息居飲食譜》：「多食動血，諸病挾熱者忌之。」

●楊梅與白蘿蔔相剋

楊梅含有豐富的植物色素，若將其與白蘿蔔一起食用，經胃、腸道的消化分解，可產生抑制甲狀腺作用的物質，誘發甲狀腺腫，不利於健康。

所以，楊梅不宜與蘿蔔同時食用。

●楊梅與黃瓜相剋

楊梅中亦含有豐富的抗壞血酸，而黃瓜中含有一種可以破壞抗壞血酸的抗壞血酸分解酶。若將二者同時食用，楊梅中的抗壞血酸會造到嚴重的破壞，其將失去原有的營養價值。

所以，楊梅不宜與黃瓜同時食用。

●楊梅與大蔥相剋

楊梅畏大蔥，二者同時食用會產生複雜的生化反應，對人體具有一定的副作用。所以，楊梅與大蔥同時食用，不利於健康。

●楊梅與牛奶相剋

楊梅中含有豐富的果酸，而牛奶中含有大量的蛋白質。若將二者同時食用，楊梅中的果酸會使牛奶中的蛋白質凝固，影響蛋白質消化吸收。所以，楊梅不宜與牛奶同時食用，以免影響人體健康。

十三、櫻　桃

櫻桃別名鶯桃、含桃、荊桃等，為薔薇科木本植物櫻桃的成熟果實。櫻桃含有的蛋白、碳水化合物、鈣、磷、鐵比蘋果、梨、橘子、葡萄約高二十倍；視黃醇也比蘋果、橘子、葡萄高出四至五倍；B群維生素、抗壞血酸含量也很豐富。

櫻桃性熱，味甘。具有溫胃健脾、調中益氣、滋潤皮膚、透

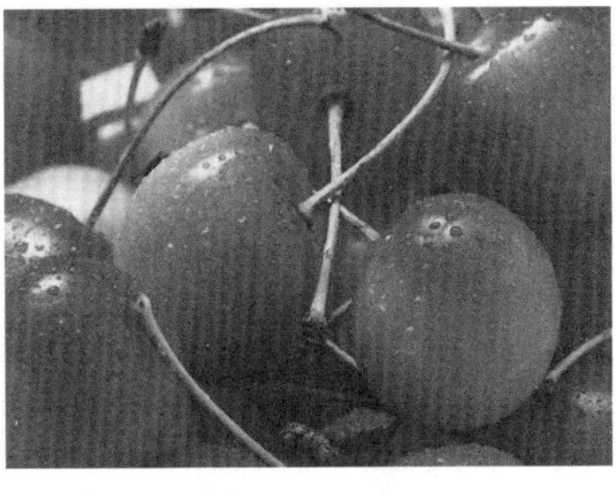

疹軟堅之功效。適宜消化不良、飲食不香者食用；適宜癱瘓、四肢不仁、風濕腰腿痛之人食用；適宜預防和治療小兒痲疹者食用。櫻桃水尤適宜小兒悶疹，即小兒痲疹透發不出者。還適宜體質虛弱、面色無華、軟弱無力、關節痲木之人食用。常食櫻桃，對頭髮健美有益。《滇南本草》：「治一切虛症，能大補元氣，滋潤皮膚，浸酒服之，治左癱右瘓，四肢不仁，風濕腰腿酸痛。」

櫻桃性熱，陰虛火旺之人忌食，糖尿病人亦忌。唐•孟詵：「櫻桃多食無損，但發虛熱耳，有暗風人不可食，食之立發。」李延飛：「櫻桃傷筋骨，敗氣血，有寒熱病人不可食。」《日華子本草》：「多食令人吐。」《日用本草》：「其性屬火，能發虛熱喘嗽之疾，小兒尤忌。」《隨息居飲食譜》：「櫻桃甘熱溫中，不宜多食，諸病皆忌，小兒遠之，酸者尤甚。」《飲食須知》：「味甘澀，性熱，多食令人嘔吐，立發暗風，傷筋骨，敗血氣，助虛熱。小兒食之過多，無不作熱。宿有濕熱病及喘嗽者，食之加劇，且有死者。過食太多，發肺癌肺痿。」

●櫻桃與黃瓜相剋

黃瓜中含有一種抗壞血酸分解酶，這種酶可以破壞食物中的抗壞血酸，而櫻桃為富含抗壞血酸的水果。若將二者同時食用，櫻桃中的抗壞血酸會遭到嚴重的破壞，失去原有的營養價值。

所以，櫻桃不宜與黃瓜同時食用。

●櫻桃與胡蘿蔔相剋

櫻桃含有豐富的抗壞血酸，而胡蘿蔔中含有一種叫抗壞血酸酵酶的物質，這種物質可以破壞抗壞血酸。若將櫻桃與胡蘿蔔同時食用，會降低二者原有的營養價值。

所以，櫻桃不宜與胡蘿蔔同時食用。

●櫻桃與動物肝臟相剋

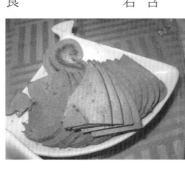

動物肝臟含有豐富的銅、鐵離子，這些離子可使食物中所含的抗壞血酸氧化為氫抗壞血酸。櫻桃為富含抗壞血酸的水果，若將其和動物肝臟同時食用，會降低其原有的營養價值。

所以，櫻桃不宜與動物肝臟同時食用。

十四、鳳　梨

又名菠蘿。鳳梨含有豐富的營養成分，如碳水化合物、膳食

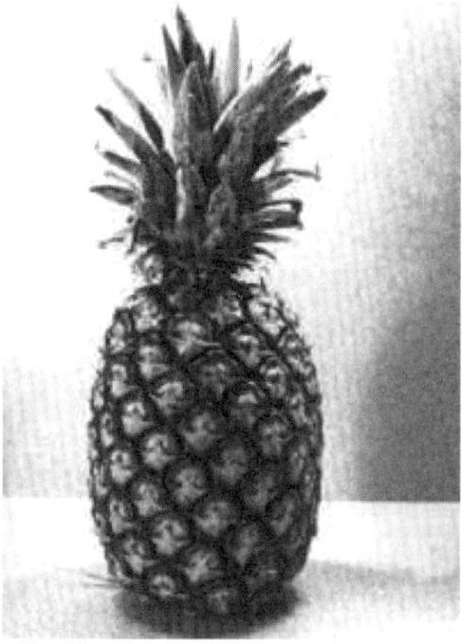

纖維、視黃醇、硫胺素、核黃素、尼克酸、抗壞血酸、鈣、磷、鉀、鎂、鐵、錳等。

鳳梨性平，味甘微澀。具有生津止渴、解暑、消食開胃之功效。適宜傷暑，身熱煩渴者食用；適宜腎炎、高血壓、支氣管炎、消化不良者食用；適宜炎熱夏季食用。適宜先用鹽水浸泡一下後食用。

鳳梨與香蕉、荔枝、柑橘同稱為華南四大名果。

鳳梨的消食作用，主要因其含有豐富的鳳梨朊酶，它在胃裏能分解蛋白質，幫助消化，尤其是過食肉類及油膩食物之後，吃些鳳梨更為適宜。此外，鳳梨中所含的糖、酶有一定的利尿作用，這對腎炎和高血壓者有益。對治療支氣管炎也有輔助的功效。

值得提醒的是，即個別人吃了鳳梨後會引起過敏，有人稱為「鳳梨病」，吃後十五分鐘或一小時左右，會出現腹痛、腹瀉、嘔吐、頭疼、頭昏、皮膚潮紅、全身發癢、四肢及口舌發麻等過敏反應，因此，有鳳梨過敏史者不宜服食。究其根本原因還是對「鳳梨朊酶」過敏。現已發現鹽水可破壞「鳳梨朊酶」的毒性，因此，在食鳳梨前，可先把果皮削去並除盡果丁，然後切開放鹽水中蘸數次，洗一洗，浸一會，一則可使鳳梨的味道顯得更甜，二則使一部分有機酸分解在鹽水裏，減少了中毒。

患有糖尿病者忌食；對鳳梨過敏者忌食。

●鳳梨與雞蛋相剋

雞蛋中含有大量的蛋白質，而鳳梨中含有豐富的果酸，若將二者同時食用，果酸可使蛋白質凝固，影響蛋白質的消化吸收，不利於健康。

所以，鳳梨不宜與雞蛋同時食用。

●鳳梨與蘿蔔相剋

鳳梨中含有豐富的抗壞血酸，而蘿蔔含有抗壞血酸酵酶，可破壞食物中的抗壞血酸。若將鳳梨與蘿蔔一起食用，不但會破壞鳳梨中的抗壞血酸，降低其營養價值，還會促使鳳梨所含的類黃酮物質在人體腸道內轉化為二羥苯甲酸和阿魏酸，這兩種物質具有很強的抑制甲狀腺功能的作用，可以誘發甲狀腺腫。

所以，鳳梨不宜與蘿蔔同時食用。

●鳳梨與牛奶相剋

鳳梨中含有豐富的果酸，而牛奶中含有大量的蛋白質。若將二者同時食用，鳳梨中的果酸會使牛奶中的蛋白質凝固，影響蛋白質消化吸收。

所以，鳳梨不宜與牛奶同時食用，以免影響人體健康。

十五、山 楂

俗名棠棣、山裏紅、紅果、酸楂。性微溫，味酸甘。具有開胃消食、化滯消積、活血化瘀、收斂止痢、降血脂、降血壓等功效。

山楂內含糖分、維生素、胡蘿蔔素、脂肪、蛋白質、澱粉、蘋果酸、枸櫞酸、鈣和鐵等物質，特別是抗壞血酸的含量較為豐富，比蘋果、桃子、梨子等還多。

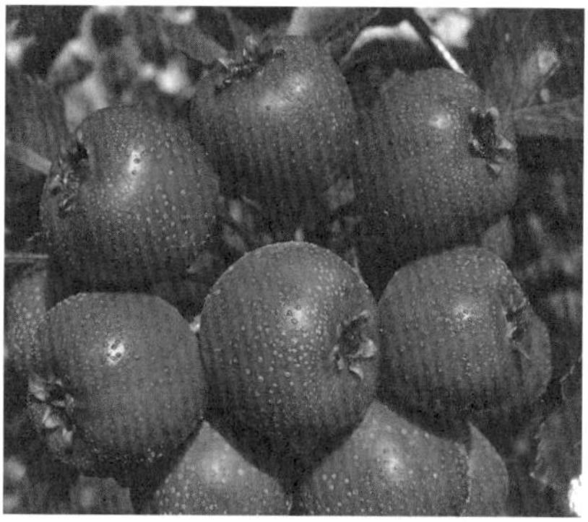

市售山楂製品有糖葫蘆、山楂餅、山楂糕、山楂片、山楂丸、山楂沖劑、山楂酒等，這類食品均能健脾開胃，消食導滯，尤其對癌症患者食慾不振，消化不良者更有益處。山楂對消油膩、化肉積有特別好的效果。山楂還具有擴張冠狀動脈，舒張血管，增加冠脈血流量，改善心臟活力，降低膽固醇，降低血壓和強心，抗心律不整的作用。

藥理實驗還證明，山楂有很強的抑制痢疾桿菌、變形桿菌、大腸桿菌、綠膿桿菌、金黃色球菌、炭疽桿菌和白喉桿菌等作用，故適宜腸道感染者服食。

凡傷食後引起的腹滿飽脹，尤其是肉類食積不化，上腹疼痛，最為適宜；適宜中老年心血管疾病的患者食用，包括老年心臟衰弱、高血壓、冠心病、心絞痛、高血脂症、陣發性心動過速等；適宜各種癌症患者食用；適宜婦女月經過期不來，或產後瘀血腹痛，惡露不盡者食用；適宜細菌性痢疾、腸炎者食用；適宜小兒乳食積滯者食用。此外還適宜肥胖症，壞血病（抗壞血酸缺乏症），病毒性肝炎、脂肪肝、急慢性腎炎、條蟲病患者食用。

《本草衍義補遺》：「婦人產後兒枕痛，惡露不盡，煎汁入砂糖服之，立效。」

《本草綱目》：「凡脾弱，食物不克化，胸腹酸刺脹悶者，於每食後嚼二三枚絕佳。但不可多食，恐反克寸伐也。」

《物類相感志》：「煮老雞硬肉，入山楂數顆即易爛。」

《本草經疏》：「大抵其功長於化飲食，健脾胃，行結氣，消瘀血，故小兒、產婦宜多食之。」《本草通玄》：「山楂，味中和，消油垢之積，故幼科用之最宜。」

凡脾胃虛弱者忌食山楂；患有齲齒者，不宜多食山楂；服用人參或西洋參期間，忌食山楂；糖尿病人忌食；山楂味酸有斂性，患胃及十二指腸潰瘍和胃酸過多者切忌多食，以免因酸多加重病情；患有各種炎症患者，也應忌食，因其酸斂之性會影響炎症的吸收；妊娠婦女，患習慣性流產和先兆流產者，禁忌食用山楂，免得傷胎墜胎。《本草綱目》：「生食多，令人嘈煩易饑，損齒，齒齲人尤不宜。」《得配本草》：「氣虛便溏，脾虛不食。二者禁用，服人參者忌之。」《隨息居飲食譜》「多食耗氣，損齒，易饑，空服及羸弱人或虛病後忌之。」

●山楂與豬肝相剋

山楂富含抗壞血酸，豬肝中含銅、鐵、鋅等金屬微量元素，抗壞血酸遇金屬離子，則加速氧化而破壞，降低了營養價值。

所以，在食用豬肝之後，不宜立刻食用山楂。

●山楂與海味相剋

一般海味（包括魚、蝦、藻類）除含鈣、鐵、碳、碘等礦物質外，還含有豐富的蛋白質；而山楂含有鞣酸，若將二者混合食用，會化合成鞣酸蛋白，這種物質有收斂作用，會形成便秘，增加腸內毒物的吸收，引起腹痛、噁心、嘔吐等症狀。

所以，山楂不能與海味同食。

●山楂與胡蘿蔔相剋

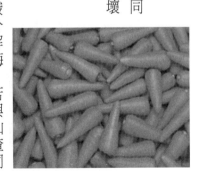

山楂與胡蘿蔔都含有豐富的視黃醇和抗壞血酸，但胡蘿蔔同時還含有抗壞血酸分解酶，會加速抗壞血酸的氧化，破壞抗壞血酸的生理活性，使山楂的營養價值降低。

所以，山楂不宜與胡蘿蔔同時食用。

●山楂與黃瓜、南瓜、筍瓜相剋

山楂富含抗壞血酸，而黃瓜、南瓜、筍瓜中皆含抗壞血酸分解酶，若與山楂同食，抗壞血酸被分解破壞，會失去原有的營養價值。

所以，山楂不能與黃瓜、南瓜、筍瓜等食物同時食用。

十六、大　棗

俗名紅棗、乾棗、棗子等，為鼠李科落葉灌木或喬木棗樹的成熟果實。

紅棗，是一種藥食兼用之品，營養價值很高，富含抗壞血酸，每一百克鮮棗中含量高達四百至六百毫克，冠於百果之首，故紅棗有「天然維生素丸」之稱。除抗壞血酸外，還含有胡蘿蔔素、核黃素、鈣、磷、鐵等營養素。紅棗有促進肝臟合成白蛋白功能，調整白、球蛋白比例，糾正白、球蛋白比例倒置的作用。所以，紅棗適宜慢性肝炎、肝硬化之人服食，也可減少其他藥物對肝臟的損害。

紅棗中含環磷酸腺甙，可擴張血管，增強心肌收縮力，改善心肌營養，對防治心血管疾病有一定好處。紅棗配鮮芹菜根同煎服，對降低血脂膽固醇有一定效果。

大棗性溫，味甘。具有補脾益胃、養血安神、滋身強身、益氣生津、潤肺止咳、緩和藥性之功效。適宜胃虛食少，脾虛便溏，氣血不足，營養不良，心慌失眠，貧血頭暈，白血球減少，血小板減少之人食用；適宜漫性肝病者食用；適宜心血管疾病之人食用；適宜過敏性疾患之人食用，包括過敏性紫癜、支氣管哮喘、蕁麻疹、過敏性濕疹、過敏性血管炎等，可以調整免疫功能紊亂；適宜各種癌症患者食用，尤其是腫瘤患者放療、化療而致骨髓抑制之不良反應者。《本草綱目》：「《素問》言，棗為脾之果，脾病宜食之。」《中國藥植圖鑒》：「治過敏性紫斑病，貧血及高血壓。」

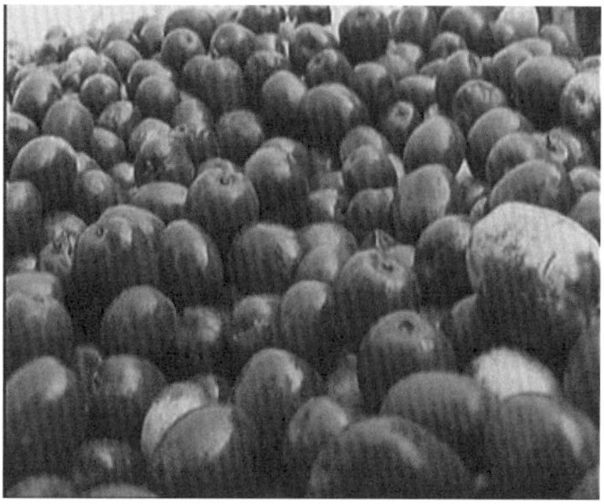

凡痰濕偏盛之人，腹部脹滿，舌苔厚膩者忌食；急性肝炎濕熱內盛者亦忌；小兒

疳積和寄生蟲病兒忌食大棗；齒病疼痛者亦忌。

根據前人經驗，大棗忌與蔥和魚同食。大棗與蔥同食則令人五臟不和，與魚同食則令腰腹作痛。糖尿病患者切忌多食。《醫學人門》：「心下痞，中滿嘔吐者忌之。」《本草經疏》：「小兒疳病不宜食，患痰熱者不宜食。」《本草滙言》：「蛔結腹痛及一切諸蟲為病者，咸忌之。」《隨息居飲食譜》：「棗，鮮者甘涼，利腸胃，助濕熱，多食患脹瀉，熱渴，最不益人，小兒尤忌。凡小兒、產後及溫熱、暑濕諸病前後，黃疸，腫脹並忌之。」《飲食須知》：「棗子味甘，生性熱，熟性平。生食多令人熱渴膨脹，動臟腑，損脾元，助濕熱，患寒熱胃弱羸瘦人不可食，同蜜食，損五臟。熟棗多食，令人齒黃生䘌。同蔥食，令五臟不和。勿與鱉蟹同食。久食最損脾，助濕熱，患齒病、疳病、蟲䘌及中滿者勿食。」

●大棗與黃瓜相剋

黃瓜中含有一種抗壞血酸分解酶，這種酶可以破壞食物中的抗壞血酸，而大棗為富含抗壞血酸的水果。若將二者同時食用，大棗中的抗壞血酸會遭到破壞，失去了原有的營養價值。

所以，大棗不宜與黃瓜同時食用。

●大棗與胡蘿蔔相剋

大棗含有豐富的抗壞血酸，而胡蘿蔔中含有一種叫抗壞血酸酵酶的物質，這種物質可以破壞抗壞血酸。若將大棗與胡蘿蔔同時食用，會降低二者原有的營養價值。所以，大棗不宜與胡蘿蔔同時食用。

●大棗與動物肝臟相剋

動物肝臟含有豐富的銅、鐵離子，這些離子可使食物中所含的抗壞血酸氧化為氫抗壞血酸。大棗為富含抗壞血酸的水果，若將其和動物肝臟同時食用，會降低其原有的營養價值。所以，大棗不宜與動物肝臟同時食用。

十七、核　桃

俗名胡桃肉、核桃仁。胡桃仁的營養價值很高，據分析，每一百克胡桃仁中含脂肪五十八至七十四克，主要為不飽和脂肪酸，蛋白質約十八克，碳水化合物十克，以及維生素B_1、

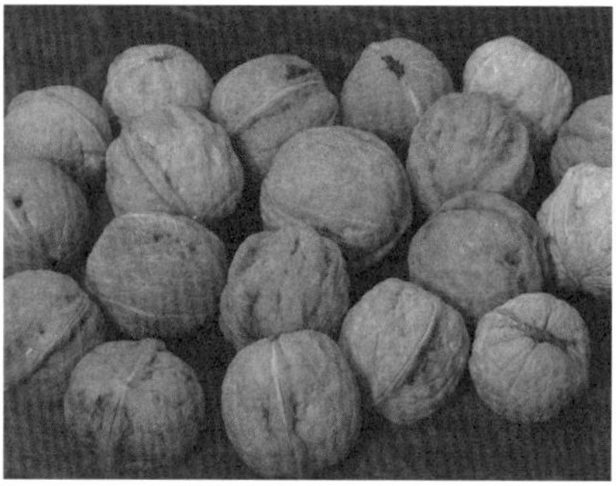

B_2、C、E和鈣、磷、鐵、鋅、鎂等微量元素。

現代研究表明，胡桃仁是營養豐富的乾果，其中的脂肪油，主要是不飽和的脂肪酸，該成分對降低膽固醇，防止動脈硬化有重要作用。所含的維生素E和卵磷脂，都是已被證實的抗衰老物質，所含的鋅、鎂等元素也有一定的抗衰老作用。

藥理試驗證實，胡桃仁可增加血清白蛋白的含量，這對提高機體的抵抗力也有重要意義。胡核之所以具有美容的作用，是因其含有多量的視黃醇和大量的煙酸，可增加皮膚的抵抗力，經常食用，可使皮膚光潤，並保持頭髮烏黑。

核桃性溫，味甘。具有補腎固精、溫肺止咳、益氣養血、補腦益智、潤腸通便等功效。適宜肺腎兩虛，久咳久喘，包括老年慢性氣管炎，支氣管哮喘，肺氣腫，肺心病者食用；適宜中老年人腎虛所致的小便頻數，陽痿，遺精，腰脊酸軟，腿腳無力，頭昏眼花者食用；適宜產後病後體虛，神經衰弱，營養不良，氣血不足之人食用；適宜青少年食用，核桃是能有效地改善兒童智力的健腦益智，增加記憶力的營養食品；適宜癌症患者食用，它所含的多種維生素以及鋅、鎂等，皆可防癌抗癌；適宜腸燥便秘和尿路結石之人食用；適宜高血壓病、動脈硬化、冠心病之人食用；適宜婦人臟躁症食用；適宜作為美髮美容品長期食用。

唐・孟詵：「潤血脈，黑鬚髮，常服骨肉細膩光潤。」《本草拾遺》：「胡桃，食之令人肥健。」《本草綱目》：「胡桃性熱，能人腎、肺，惟虛寒者宜之。……上通於肺而虛寒喘嗽者宜之，下通於腎而腰腳虛痛者宜之。」

對於陰虛火旺或痰火內熱之人忌食，因胡桃能助火生痰；對於腹瀉便溏之人忌食；鼻衄之人也應忌食；肺膿瘍、支氣管擴張和咯血者同樣忌食。

根據前人經驗，胡桃忌與野雞肉一同食用。《千金食治》：「不可多食，動痰飲，令人噁心，吐水吐食。」《本草求真》：「惟肺有熱痰，暨命門火熾者切忌。」《食物本草》：「多食生痰，動腎火。」《本草綱目》：「痰火積熱者，不宜多食。」《本草經疏》：「肺家有痰熱，命門火熾，陰虛吐衄等證，皆不得施。」《得配本草》：「泄瀉不已者禁用。」

●核桃與白酒相剋

核桃含有豐富的蛋白質、脂肪、和礦物質，但核桃性熱，多食燥火、白灑甘辛火熱。兩者同食易斂血熱，輕者燥咳，嚴重時會出鼻血。

●核桃與野雞相剋

《食療本草》：「野雞不與胡桃同食，即令人發頭風，如在舡車船內，兼發心痛。」

核桃仁甘溫性熱，能溫肺潤腸、益命門、烏頭髮、補下焦、利小便、壯腎補腦、強筋健骨。含脂肪百分之四十至百分之五十（主要為亞油酸甘油醋）、蛋白質、碳水化合物、胡蘿蔔素、核黃素、維生素E和礦物質鈣、磷及微量元素鐵、鋅、錳等。核桃性熱多油脂，野雞性冷，不易消化，同食易致腹瀉。

至於眩暈、心痛，機理不明，存疑待考。

十八、香　榧

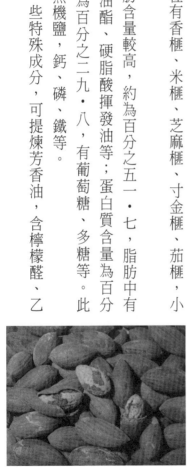

在我國主要品種有香榧、米榧、芝麻榧、寸金榧、茄榧，小果榧子等。

香榧果仁中脂肪含量較高，約為百分之五一・七，脂肪中有棕櫚酸、亞油酸甘油酯、硬脂酸揮發油等；蛋白質含量為百分之十、碳水化合物為百分之二九・八，有葡萄糖、多糖等。此外，尚含有鞣質及無機鹽，鈣、磷、鐵等。

香榧殼中，有一些特殊成分，可提煉芳香油，含檸檬醛、乙酸芳樟脂等。

榧實味甘澀性平無毒，功能行營衛，助陽道，消穀，滑腸，治五痔，去三蟲，常食明目輕身。

●香榧與鵝肉相剋

《本草綱目》引述吳瑞曰：「香榧性熱，同鵝肉食生斷節風」。孟詵《食療本草》曰：「鵝肉性冷多食令人霍亂發痼疾」。榧實富含脂肪，與鵝肉同食，易致滑瀉。又香榧油中含多種醛類醇類（如堅果醛、堅果醇、榧樹醛和新榧樹醇等）。有廣泛的驅蟲作用。這些成分可能與鵝肉的某些成分，產生不利於人體的化合物。

●香榧殼與綠豆相剋

《本草綱目》：「榧子皮反綠豆，能殺人也。」並引述陳藏器曰：「綠豆反榧子殼，害人。」綠豆性味甘寒，解金石、砒霜、草木一切諸毒。由於榧殼並非食物，與綠豆同食機會甚少，其毒理如何，迄今無人驗證。姑存疑待考。

十八、西　瓜

俗名夏瓜、寒瓜。西瓜性寒，味甘淡。具有清熱祛暑、止津止渴、解毒潤肺、和中利尿、除煩寬胸、止血化痰之功效。適宜高血壓、急慢性腎炎或腎盂腎炎、黃疸肝炎、膽囊炎，以及水腫浮腫之人食用。適宜盛夏酷暑，發熱煩渴，或急性病高熱不退，口乾多汗，煩躁之時食用；適宜酒醉煩渴之時食用；適宜口瘡之人食用。

《滇南本草》：「治一切熱症，痰湧氣滯。」《飲膳正要》：「主消渴，治心煩，解酒毒。」《丹溪心法》：「治口瘡甚者，用西瓜漿水徐徐飲之。」《本經逢原》：「西瓜，能引心包之熱，從小腸、膀胱下泄，能解熱病大渴，故有天生白虎湯之稱。」

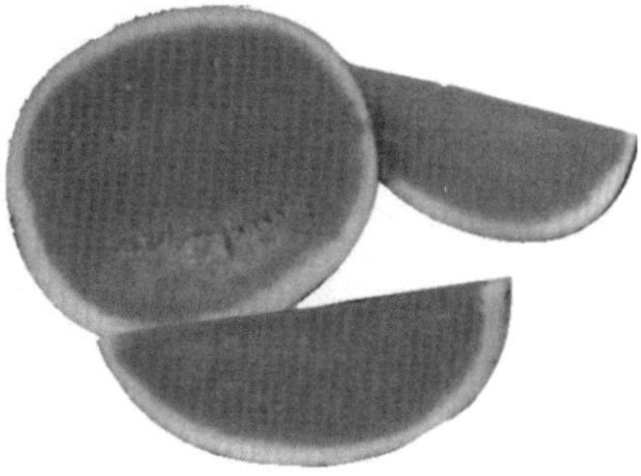

西瓜的汁液含丙氨酸、谷氨酸、精氨酸、蘋果酸、磷酸、果糖、葡萄糖、蔗糖酶、甜菜鹼、腺嘌呤、鹽類（主要為鉀鹽）、番茄烴、抗壞血酸以及鈣、鐵、磷、粗纖維等。據現代研究，西瓜所含的糖、鹽類和蛋白酶有治療腎炎和降低血壓的作用。常吃西瓜還可使頭髮秀美稠密。

平素有胃寒疼痛或經常腹瀉便溏之人忌食；糖尿病患者忌食，因西瓜中含有多量的果糖：葡萄糖、蔗糖，多吃西瓜會使血糖升高，加重病情。立秋之後忌食。病後、產後，以及婦女行經期間忌食。炎夏之際冰西瓜也不宜多食，其性大寒。

《本草圖經》：「世俗取一時之快，忘傷胃之憂。古人有天生白虎湯之號，諗其寒也，患者妄以為不傷脾胃，可以多食，誤矣！」《隨息居飲食譜》：「多食積寒助濕，每患秋病，中寒多濕，大便滑泄，病後產後均忌之。」《飲食須知》：「胃弱者不可食。」

●西瓜與油條相剋

油條屬於高溫油炸食品，油溫達一百九十攝氏度，並且油是反覆使用的，會造成油脂老化色澤變深，黏度變大，異味增加，油脂中所含的各種營養物質如必須脂肪酸、各種維生素等成分，基本或全部被氧化破壞，不飽和脂肪酸發生聚合，形成二聚體、多聚體等大分子化合物，這些物質不易被機體消化吸收（在常溫下豆油的吸收率為百分之九十七·五，花生油為百分之九十八·三）。與西瓜同食，容易發生嘔吐。

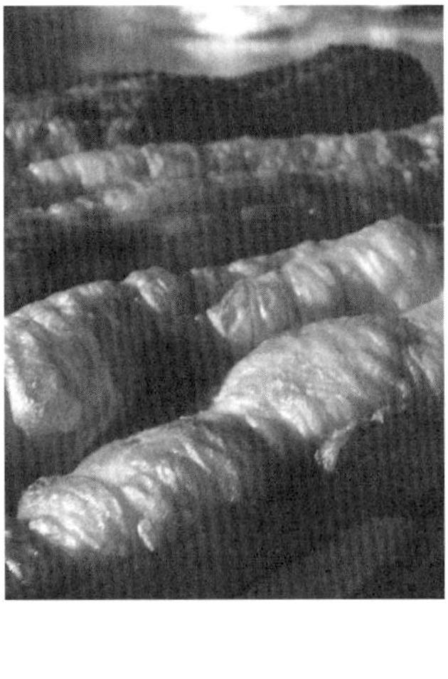

●西瓜與羊肉相剋

中醫認為，吃羊肉後進食西瓜容易「傷元氣」。這是因為羊肉性味甘熱，而西瓜性寒，屬生冷之品，進食後不僅大大降低了羊肉的溫補作用，且有礙脾胃。對於患有陽虛或脾虛的患者，極易引起脾胃功能失調。因此，吃完羊肉後不宜大量進食西瓜、黃瓜等寒性食物。

萬一吃了，可以用甘草一百克煎水服。

十九、甜瓜

俗名香瓜、果瓜。甜瓜含有豐富的營養成分，有視黃醇、抗壞血酸、維生素E、胡蘿蔔素、葉酸、泛酸、煙酸、生物素等維生素類營養素，還有鈣、鐵、磷、鉀、鈉、銅、鎂、鋅、硒等礦物質元素。糖的含量一般為百分之十左右，有的甚至可達百分之十八至百分之二十。

甜瓜性寒，味甘。具有清署祛熱、解煩止渴、潤肺止咳、利尿消腫、清炎解毒、活血止痛之功效。適宜夏季煩熱口渴，或口鼻生瘡，或中暑之時食用。《食療本草》：「止渴，益氣，除煩熱。」《滇南本草》：「治風濕痲木，四肢疼痛。」

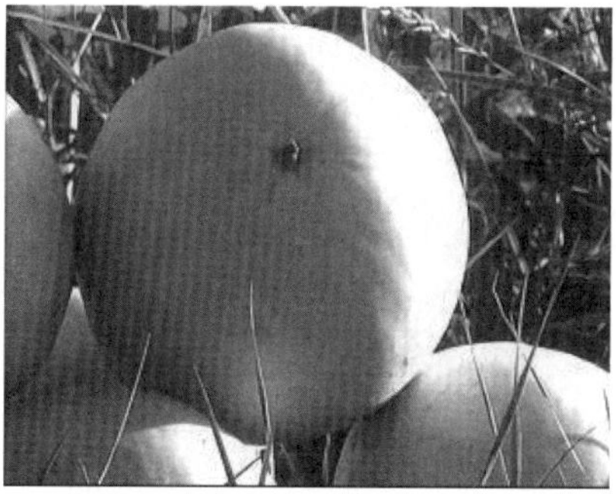

平素脾胃虛寒，胃寒疼痛，腹瀉便溏以及糖尿病人忌食；患有腳氣病者忌食。

《孫真人食忌》：「患腳氣病人食甜瓜；其患永不除。又多食發黃疸病，動冷疾，令人虛羸。」《食療本草》：「多食令人陰下濕癢生瘡，動宿冷病，症瘕人不可食之，多食令人懾懾虛弱，腳手無力。」《本草衍義》：「甜瓜，多食未有不下痢者，為其消損陽氣故也。」《飲食須知》：「夏月過食，深秋瀉痢，最為難治。」《隨息居飲食譜》：「凡虛寒多濕，便滑；腹脹，腳氣，及產後、病後皆忌之。多食每患瘧、痢。」

●甜瓜與田螺相剋

從食物藥性方面分析，田螺大寒，甜瓜冷利，並有輕度導瀉作用，二者皆屬涼性，若將二者同時食用，如同雪上加霜，會損害人體腸胃，非常容易導致腹瀉現象的產生。

所以，在食完田螺後不宜馬上吃甜瓜，更不宜共食。若有這種飲食習慣者，應特別引起重視。

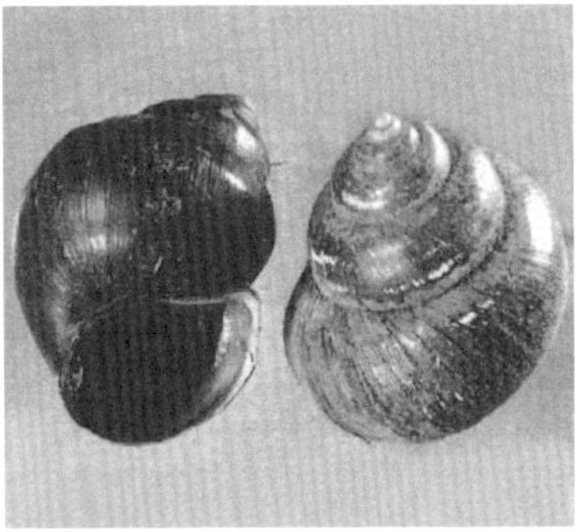

●香瓜與蟹相剋

香瓜即甜瓜，性味甘寒而滑利，能除熱通便。與蟹同食，有損腸胃，易致腹瀉。所以，在食完螃蟹後不宜馬上吃甜瓜，更不宜共食。

二十、花 生

俗名落花生、長生果。花生含脂肪和蛋白質均很豐富，有「植物肉」和「綠色牛奶」的美稱。花生仁內含有人體內不能合成的八種氨基酸與卵磷脂、膽鹼、不飽和脂肪酸、蛋氨酸、視黃醇、維生素B、維生素E、維生素K以及鈣、磷、鐵等營養成分，是一種營養十分豐富、全面的食物。

花生性平、味甘。具有補氣、潤肺、健脾、開胃之功效。據國內外資料報導，用花生仁治療出血症，效果顯著，特別是血小板減少性紫癜，血友病和內臟出血的止血效果明顯。尤其是花生衣，止血作用更好。

據研究，它能對抗纖維蛋白的溶解，有促進骨髓製造血小板的功能，可縮短出血時間，提高血小板的質與量，加強毛細血管的收縮機能。

除對血小板減少性紫癜外，對血友病、類血友病，先天性遺傳性毛細血管擴張出血症，血小板無力出血症，消化道出血，肺結核和支氣管擴張出血，泌尿道出血，齒衄，鼻衄，肌

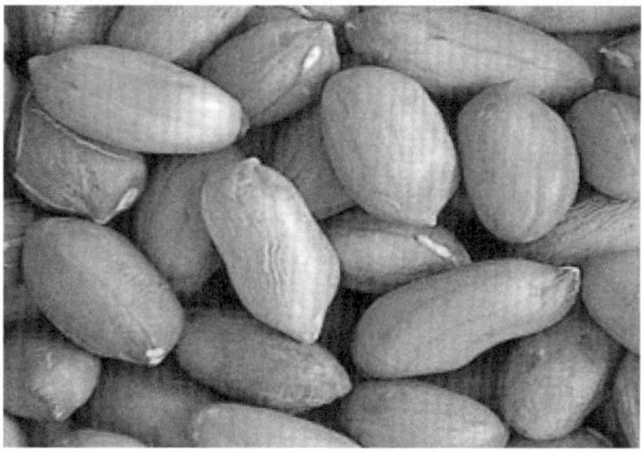

衄等；均有一定效果。

花生適宜營養不良，食慾不振，咳嗽痰喘之入食用；適宜腳氣病患者食用；適宜婦女產後乳汁缺少者食用；適宜高血壓病、高血脂症、冠心病、動脈硬化，以及各種出血性疾病之人食用；適宜兒童、青少年及老年人食用，能提高兒童記憶力，有助於老人滋補保健。若經常食用，適宜水煮花生服食，炸炒花生易生火氣。

《本經逢原》：「長生果，能健脾胃，飲食難消者宜之。」《本草備要》：「花生辛能潤肺，香能舒脾，果中佳品。」《本草綱目拾遺》：「童鹿俺言，花生本有滌痰之功，予家凡咳嗽，止用生花生去殼膜，取淨肉沖湯服，痰嗽自安。世俗以火炒食，反能生痰。」《滇南本草圖說》：「鹽水煮食養肺。」

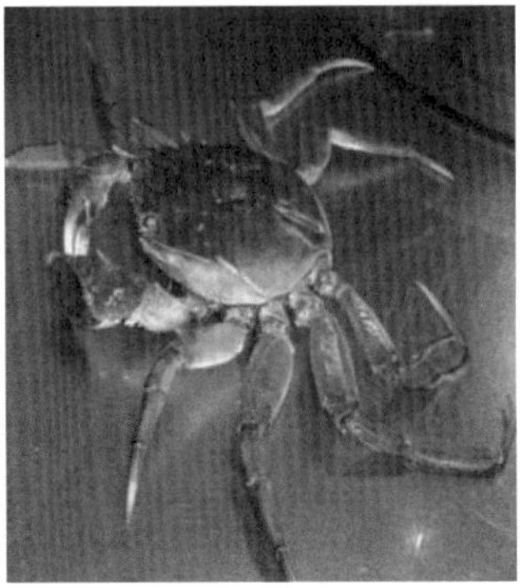

陰虛內熱，或內火素旺之人，忌食炒花生，以免助熱起火。花生黴變後忌食，因為黴變後會產生致癌性很強的黃麴黴毒素。

根據前人經驗，花生不可與香瓜同食。《劉啟堂經驗秘方》：「長生果不可與黃熟瓜同吃，食之必死。黃熟瓜即香瓜。」《飲食須知》：「小兒多食，滯氣難消。」

●花生與毛蟹相剋

花生不宜與毛蟹同時食用。這是因為，花生性平，味甘，富含油脂；而毛蟹性寒，冷利。若將二物同食，容易導致腹瀉。

此外，花生與毛蟹同食會產生複雜的生化反應，生成的物質不利於人體健康。

●花生與黃瓜相剋

黃瓜性味甘寒，生食為多。花生仁多油脂，一般來講，如寒涼之物與油脂相遇，會增加其滑利之性，因此，同食多食，極易導致腹瀉，所以二者不宜同食。

調味品

日常飲食中的調味品，如油、鹽、醬、醋、蜜、糖、香料，都各含其特殊的營養物質與化學成分，它們與雞魚肉蛋，葷素菜餚，在配伍上也各有其宜與不宜的講究。配伍適當，則可做出色香味形俱佳，富有營養有益健康的佳餚；配伍不當，也會破壞營養，造成有害身體的後果。這不能不引起人們的注意。

一、食 鹽

俗名鹽、鹽巴。食鹽的主要成分是氯化鈉，同時還含有少量的鉀、鎂、碘、鈣。現今的食鹽均加了碘，成了補碘的主要食品之一。

食鹽性寒，味鹹。具有清火、涼血、滋腎、固齒之功效。食鹽是人體鈉和氯的主要來源，它既能維持細胞外液滲透壓，也可維持體內酸鹼平衡和保持神經、骨骼肌的興奮性，還參與胃酸生成。長期缺鹽會導致生理功能紊亂、周身乏力、食慾不振、噁

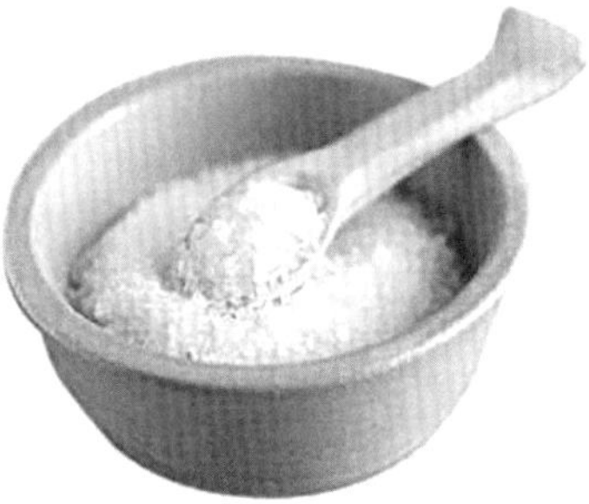

心、嘔吐、肌肉酸痛、陣發性腹痛等。適宜急性胃腸炎之人嘔吐腹瀉者食用；適宜炎夏中暑多汗煩渴之人食用；適宜咽喉腫痛，口腔發炎，齒齦出血之人食用；適宜胃酸缺乏引起消化不良，大便乾結和習慣性便秘之人食用。服用補腎中藥之人，適宜吃少許鹽湯，以作引經之用。明・李時珍：「鹽為百病之主，百病無不用之，故服補腎藥用鹽湯者，鹹歸腎，引藥氣入本臟也。」《隨息居飲食譜》：「鹽，補腎，引火下行，潤燥祛風，清熱滲濕，明目。」

一切水腫之人忌食；患有高血壓病，心臟功能不全者，腎臟病、慢性肝炎之人忌食少食。《黃帝素問》：「鹹走血，血病無多食鹹，多食則脈凝澀而變色。」《別錄》：「多食傷肺喜咳。」《蜀本草》：「多食令人失色膚黑，損筋力。」《本草衍義》：「病嗽及水者，宜全禁之。」《本草經疏》：「消渴，法所大忌。」《本草綱目》：「鹽之味微辛，辛走肺，鹹走腎，喘嗽、水腫、消渴者，鹽為大忌。」

●食鹽與紅豆相剋

紅豆不僅是一種糧食，還有一定的藥物作用，能促進心臟活化，並有利尿消腳腫的功能。但是，紅豆製品只能做甜食，如果加上鹽，其藥物作用就會減半。

所以，在製作紅豆食品的時候，不宜加入鹽作調料。

●食鹽與綠豆相剋

有人在熬綠豆湯的時候喜歡加鹽，一為爛得快，二為好吃。事實上，煮綠豆湯時加鹽，不僅使綠豆中的水溶性維生素，如硫胺素、核黃素等受破壞，而且對綠豆湯的清熱解毒性能也有一定的不良影響。

因此，無論是從營養或食療角度講，熬綠豆湯加鹽是很不科學的，是不可取的，應堅決糾正。

二、醋

俗名苦酒、米醋、食醋。醋是一種極為常用的酸性調味品，其主要成分是水、醋酸（一般含有百分之五）、糖分、氨基酸、乙醛、乙醇等，不僅有酸味，且有一股鮮味和香氣，具有增進食慾，幫助消化以及防腐殺菌的作用。

作為調料，人們很喜歡用到它。在燒牛肉時，放少許醋，容易煮爛；煮骨頭湯時，加些醋，可使骨頭中的磷、鈣得到溶解，增加湯的營養，味道也更加鮮美；燒魚時加點醋，既可解除腥味，又可使魚骨中的鈣、磷溶解出來，提高其營養價值；煮海帶時，時間越長反而越硬，如稍加幾滴醋，可使海帶變軟易食；拌涼菜時，澆上些醋，不僅能殺菌，還可以軟化蔬菜的纖維，有助於消化；烹調某些青菜、豆菜時，可適量加些醋，以保持菜中所含的硫胺素，抗壞血酸等。

有些小毛病不用藥治，用醋有效果。如呃逆之人，俗稱「打嗝」，即橫膈肌痙攣症，飲醋一小杯，一口氣喝下，即可停止；便秘者每日酌情喝醋開水(開水中滴進數滴醋）少許，可緩解大便困難；浮腫之人，長期飲服少許醋開水，有很好的消腫作用；暈車暈船，出發前喝醋開水一小盅，可減少乘車乘船的眩暈。

日本學者牧谷七郎博士曾總結食醋有四大功效：一是防止和消除疲勞；二是降低血壓和血清膽固醇，防止動脈硬化；三是具有殺滅和抑制多種細菌和病毒的作用，尤其是預防腸道傳染病和感冒的發生；四是有助於食物中磷、鐵等物質的吸收利用。

《醫海拾零》：「飲酒過多，酌飲醋有解酒作用。」《本草備要》：「醋，散瘀，解毒，下氣，消食，開胃氣。」

對於脾胃濕盛，痿痹，筋脈拘攣，以及胃酸過多，泛吐酸水之人以及外感初起時忌食。醋忌用銅具煎煮。

南北朝陶弘景：「不可多食之，損人臟腑耳。」《千金食治》：「扁鵲雲，多食醋，損人骨。」唐•孟詵：「多食損人胃，服諸藥不可多食。」《本草綱目》：「服茯苓，丹參人不可食醋。」《本草經疏》：「經曰：酸走筋，筋病勿多食酸。凡筋攣偏痹；手足屈伸不利，皆忌之。」《隨息居飲食譜》：「醋，性主收斂，風寒咳嗽，外感瘧痢，初病皆忌。」

●醋與海參相剋

醋性酸溫，海參味甘、鹹，性溫。藥性並無反克。海參就其成分與結構而言，屬於膠原蛋白，並由膠原纖維形成複雜的空間結構，當外界環境發生變化時（如遇酸或鹼就會影響蛋白質的兩性分子，從而破壞其空間結構，蛋白質的性質隨之改變。如果烹製海參時加醋，會使菜湯中的pH值下降，在接近膠原蛋白的等電點（pH值為四・六）時，蛋白質的空間構型即發生變化，蛋白質分子便會出現不同程度的凝集、緊縮。這時的海參，吃起來口感、味道均差。

所以，在烹製海參時不宜加醋。

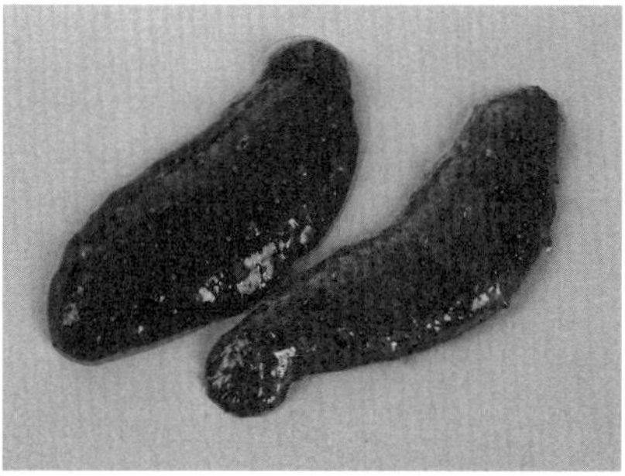

●醋與牛奶相剋

醋中含醋酸及多種有機酸。牛奶是一種膠體混合物，具有兩性電解質性質，而且其本身就有一定的酸度（其pH值為六・七至六・九），當酸度增加到等電點（最安定的pH值）四・六以下時，則發生凝集和沉澱，不易被消化吸收。腸胃虛寒之人，更易引起消化不良或腹瀉。所以古人才有「奶與酸物相反」的說法。

所以，飲用牛奶或奶粉，不宜立即進食醋製食物。

●醋與豬骨湯相剋

豬骨是一種很好的滋補品，其中的蛋白質、脂類、礦物質含量很高，味道鮮美，對推遲衰老延年益壽有特殊的功用。所以，人們都喜歡燉些豬骨湯喝。

以往人們一直認為，燉骨頭湯時加點醋，有利於骨頭中無機元素的逸出。然而最新資料表明，這種做法的結果，與以上認識正相反。

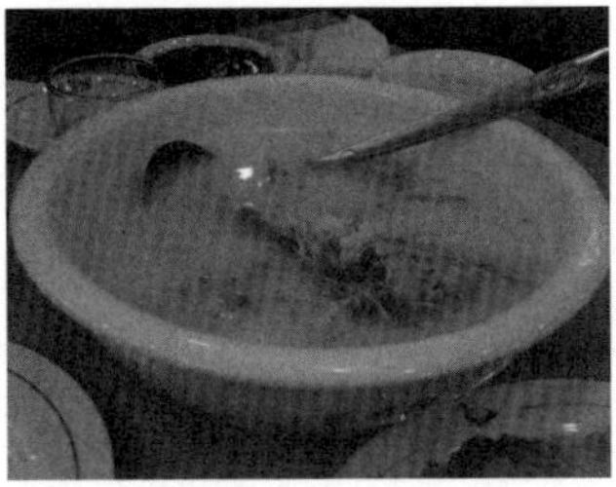

因為，燉骨頭時不加食醋，逸出的礦物質及微量元素都是以有機絡合物形式存在的；加入食醋，儘管可使無機元素的浸出略有增加，但卻使逸出的大部分元素在酸性環境中轉變為無機離子形式存在，直接影響人體的吸收作用。

所以，燉骨頭湯時不宜加醋。而熬骨頭湯的正確方法是，先把骨頭硬碎，按一份骨頭五份水的比例，用文火煮一至二小時，以便把骨髓液溶解，有助於延長蛋白質凝固的時間，使骨頭中的鮮味物質充分滲到湯裏，使湯的味道更加鮮美。

●醋與羊肉相剋

在日常飲食中，往往有些人為了袪除羊肉中的腦味，會將羊肉與醋同時調配食用。其實，這種飲食習慣十分不科學。羊肉與醋不宜同時食用，早在《本草綱目》中已有記載：「羊肉同醋食傷人心。」

這是因為羊肉屬大熱，有益氣補虛、溫中暖下、補腎壯陽、生肌健力等功能。而醋中所含的蛋白、糖、維生素和醋酸、乳酸、琥珀酸等多種有機酸，其性酸溫，有消腫活血、殺菌等作用，與寒性食物配合效果較好，而與羊肉這類溫熱食品相配則不宜。羊肉與食醋搭配會削弱兩者的食療作用，並可產生對人體有害的物質。

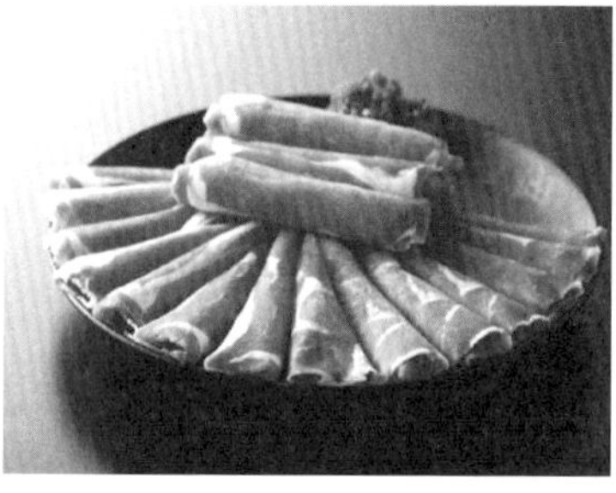

所以，醋可去魚腥，宜與寒性食物如蟹等配合，而羊肉大熱，所以不宜配醋。

●醋與青菜相剋

烹調青菜時，如果加入酸性調料，可使其營養價值大大減小。這是因為，青菜中的葉綠素在酸性條件下加熱極不穩定。其分子中的鎂離子可被酸中氫離子取代，而生成一種暗淡無光的橄欖脫鎂葉綠素，營養價值大大降低。

因此，烹調綠色蔬菜時宜在中性條件下，大火快炒，這樣既可保持蔬菜的亮綠色，又能減少營養成分的損失。

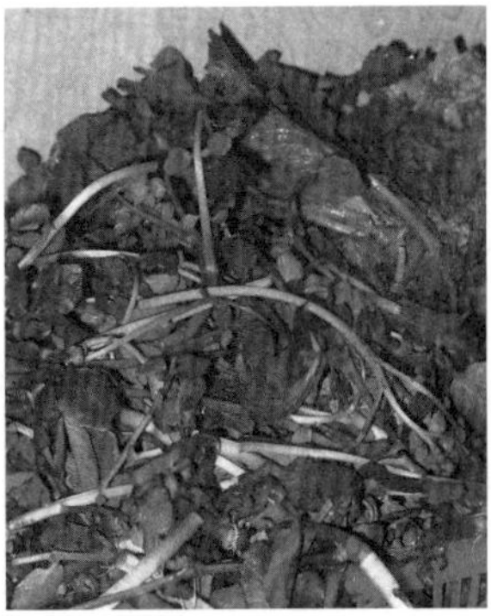

三、糖

糖是人體主要營養來源之一，人體的消耗要以糖氧化後產生的熱能來維持，人體活動所需的能量大約有百分之七十是靠糖供給的。

白糖又叫白砂糖、白洋糖、綿白糖。白糖的主要成分為蔗糖。據測定，五百克白糖中含有蛋白質三克，碳水化合物四四四・五克，鈣四十五毫克，磷三十五毫克，鐵五・五毫克。

紅糖又叫赤砂糖。紅糖是用甘蔗的莖汁，直接經煉製而成的赤色結晶體。許多人不愛吃紅糖而愛吃白糖，認為白糖精純，對身體有益。其實紅糖的營養價值比白糖高，正如粗米比白米的營養成分高一樣。據營養學分析，紅糖含鈣質比白糖多兩倍，含鐵質比白糖多一倍。其他微量元素如錳、鋅也比白糖多，同時還有胡蘿蔔素、核黃素、煙酸等，這些營養物質對孕婦、產婦、嬰兒都是十分必要的；尤其是紅糖對婦女的經期、孕期、產期和哺乳期，均大有益處。

冰糖是由白砂糖煎煉而成的冰塊狀結晶，有補中益氣，和胃潤肺的作用。

糖類食品雖為生命不可缺少的食物，但過多吃糖，也會引起多種疾病。目前，國內外醫學界公認的因為吃糖過多可引起的疾病有：肥胖症、動脈硬化症、冠心病、乳腺癌、高血脂症、膽石症、糖尿病、齲齒、胃酸過多症和易於骨折等。患有糖尿病者不能食糖；平素痰濕偏重者忌食；肥胖症患者忌食；晚上睡前不宜吃糖，特別是兒童，最容易壞牙。《本草求真》：「久食反有熱壅上膈之虞。」《隨息居飲食譜》：「多食久食，亦有損齒生蟲之弊，痞滿嘔吐，濕熱不清，諸糖並忌。」

睡前之所以忌食糖（特別是兒童），因糖在口腔和胃中容易發酵產酸，若口中酸性太強，能侵蝕牙齒以致發生齲齒（俗稱蟲牙）。

●紅糖與牛奶相剋

喝牛奶時，不宜加入紅糖。這是因為，紅糖為粗製品，未經提純，含非糖物質及有機酸（如草酸、蘋果酸）較多。牛奶

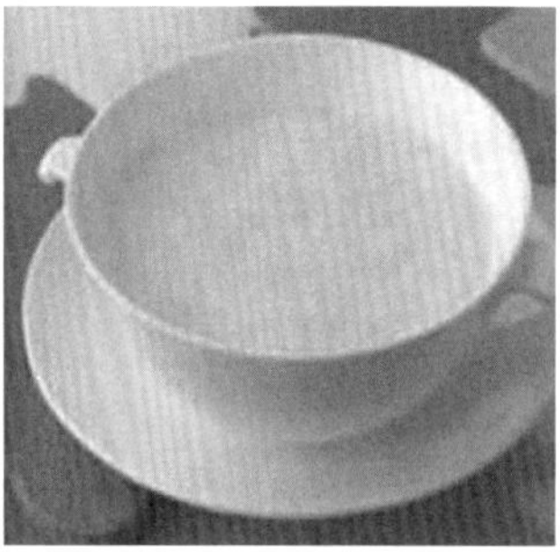

中的蛋白質遇到酸鹼後容易發生凝聚或沉澱。如果奶中加入紅糖，當有機酸達一定濃度時，蛋白質即凝集變性，營養價值大大降低。

所以，牛奶中不宜放紅糖。

●紅糖與牛肉相剋

紅糖是沒有經過高度精煉的蔗糖，它除了具備碳水化合物的功用可以提供熱能外，還含有微量元素，如鐵、鉻和其他礦物質等。雖然其貌不揚，但營養價值卻比白糖、砂糖高得多，每一百克中含鈣九十毫克、含鐵四毫克，均為白糖、砂糖的三倍。

中醫認為紅糖性溫味甘，入脾，具有益氣、緩中、化食之功能，能健脾暖胃，還有止疼、行血、活血散寒的效用。我國的民族習慣，主張婦女產後吃些紅糖，認為有補血活血的作用，在受寒腹痛時，也常用紅糖薑湯來祛寒。

但要注意，紅糖不可與牛肉同食，否則會引起腹脹。

●白糖與雞蛋相剋

雞蛋糖水被人們視為一種營養價值很高的食品，故經常會配以食用。但是，這種食法是不太科學的，雞蛋其實不宜與白糖共食。

這是因為，雞蛋與白糖同煮，會使蛋白質中的氨基酸形成果糖基核氨酸的結合物。這種物質不但不易被人體消化吸收，而且還會對人體產生不良影響，不利於健康。

所以，雞蛋不宜與白糖同煮，但可在雞蛋煮熟後，再加點白糖予以調味，就無此影響了。

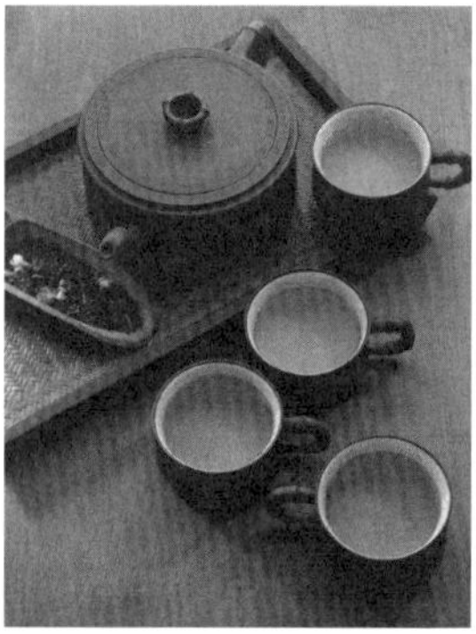

●糖與茶相剋

喝茶水不宜加糖，這是因為，茶葉味苦性寒，人們飲茶的目的就是借助茶葉的苦味刺激消化腺，促使消化液分泌，以增強消化機能；再就是利用茶的寒涼之性，達到清熱解毒的效果。如果在茶中加糖，就會抑制這種功能。但古籍中也有茶葉配白糖療疾的偏方，作為食療可以，若平時飲茶則不宜配糖。

●糖與含銅食物相剋

銅是人體必需的重要微量元素之一，它參與體內多種金屬酶的組成。人體缺銅可引起鐵代謝紊亂，貧血、缺氧、骨骼病變、發育遲緩。由於鋅、銅比值的增大，干擾膽固醇的正常代謝，導致冠心病的發生。缺銅又可引起心肌細胞氧化代謝紊亂，造成

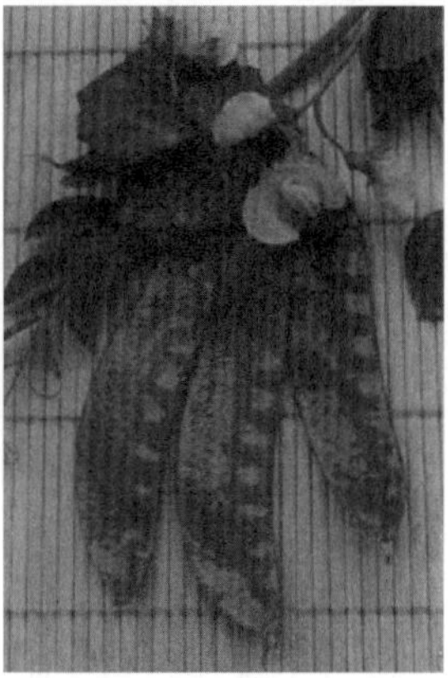

各種各樣的心肌病變。

而食糖過多會降低含銅食物的營養價值。日常食物中，含銅較多者有胡桃、貝類、動物肝、腎、豆莢、葡萄乾等。近來美國科學家就提出警告：果糖和砂糖會阻礙人體對銅的吸收。本來日攝取銅量已經不足，加之糖對銅攝取和吸收的影響，更使人們缺銅嚴重。這一現象，在我國亦同樣存在。所以《食品報》也告誡人們：「食糖過多會阻礙人體對銅的吸收。」

因此，在人體缺銅，需以含銅食物進行彌補時，最好少吃糖。

四、蜂蜜

俗名蜜糖、蜂糖。蜂蜜中含有葡萄糖百分之三十五，果糖百分之四十，這兩種糖均可不經消化而被人體直接吸收利用；此外，尚含有多種維生素與多種礦物質和微量元素，如硫胺素、核黃素、維生素D、維生素E、煙酸、泛酸以及鈣、鐵、銅、錳、磷、鉀等。蜂蜜中還含有氧化酶、還原酶、過氧化酶、澱粉酶、脂酶、轉化酶等，無論營養價值還是保健作用都是很高的。

蜂蜜性平，味甘。具有益氣補中、安五臟、和百藥、清熱、潤燥、解毒止痛之功效。李時珍曰：「生則性涼，故能清熱；熟則性溫故能補中；甘而和平故能解毒；柔而濡澤，故能潤操；緩和去急，故能止心腹、肌肉瘡瘍之痛；和可以致中，故調和百藥而與甘草同功。」

適宜肺燥咳嗽，乾咳無痰之人食用；適宜腸燥便秘，尤其適宜老年，體弱，病後，產婦便秘之人食用；適宜胃及十二指腸潰瘍之人食用；適宜高血壓、心臟病、冠心病，肝臟病人食用；適宜生長發育期的兒童食用；適宜美容潤膚者食用；適宜神經衰弱及失眠患者以及肥胖者食用。

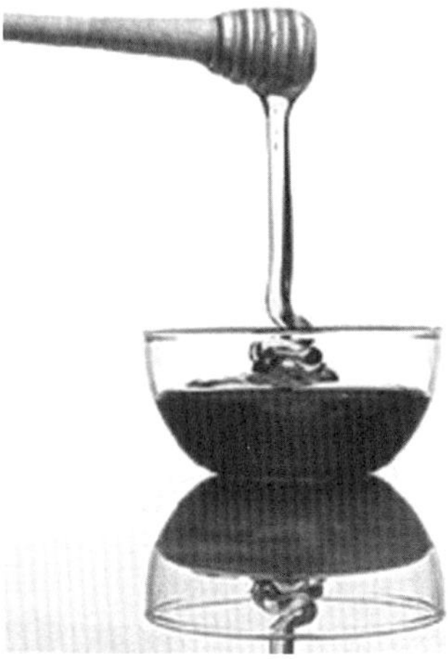

元•朱丹溪：「蜜喜入脾，西北高燥，故人食之有益，東南卑濕，多食則害。」《藥品化義》：「蜂蜜採百花之精，味甘主補，滋養五臟，體滑主利，潤澤三焦，生用通利大腸，老年便結，更宜服之。」

平素大便溏薄，腸滑泄瀉者忌食；對痰濕內蘊，腹滿痞脹者忌食；糖尿病患者忌食；嘔吐之人及慢性濕疹者忌食。根據前人經驗，蜂蜜忌與生蔥、大蒜、萵苣、茭白、韭菜、鮮魚一同食用。古人云：「嘔家忌甘。」《本草經疏》：「石蜜，重者性寒滑，能作瀉，大腸氣虛，完穀不化者不宜用，嘔家酒家不宜用，中滿蠱脹不宜用。濕熱腳氣不宜用。」

蜂蜜與沸水相剋

現代醫學表明，蜂蜜具有滋潤、養顏、健身等多種功效。蜂蜜中含有豐富的營養，其中葡萄糖占百分之三十五，果糖占百分之四十，此外還含有維生素B_6，抗壞血酸、維生素K及胡蘿蔔素。蜂蜜中也含有大量的澱粉酶、脂防酶、氧化酶等，這些維生素和酶參與人體許多重要的新陳代謝過程，同時，也與維持神經系統的興奮性和人體的免疫功能有關。

生活中常有人用沸水沖服蜂蜜，這是一種極不科學的做法。這是因為，用沸水沖服蜂蜜，會使蜂蜜中的酶類物質遭到破壞，產生過量的經甲基糖醛，使蜂蜜的營養成分大部分被破壞。另外，用沸水沖服蜂蜜，還會改變蜂蜜甜美的味道，使其產生酸味。所以，服用蜂蜜時不宜用沸水，最好用溫開水（水溫低於六十五攝氏度）沖服。

蜂蜜與豆漿相剋

蜂蜜含有百分之七十五左右葡萄糖和果糖及少量有機酸，而豆漿中蛋白質的含量比牛奶還要高，兩者混合時，有機酸與蛋白質結合產生變性沉澱，不能被人體吸收。

所以，蜂蜜與豆漿不宜混合飲用。

●蜂蜜與豆腐相剋

豆腐味甘、鹹，性寒，有小毒，能清熱傲血，下大腸濁氣；而生蜜甘涼滑利，若將二物同時食用，非常容易導致艘瀉。

此外，生蜜中含有多種酶類，豆腐中又含有多種礦物質、植物蛋白及有機酸。若將二者硯食用，容易產生不利於人體的生化反應。

所以，在食用豆腐後，不宜食生蜜，更不宜同時食用。

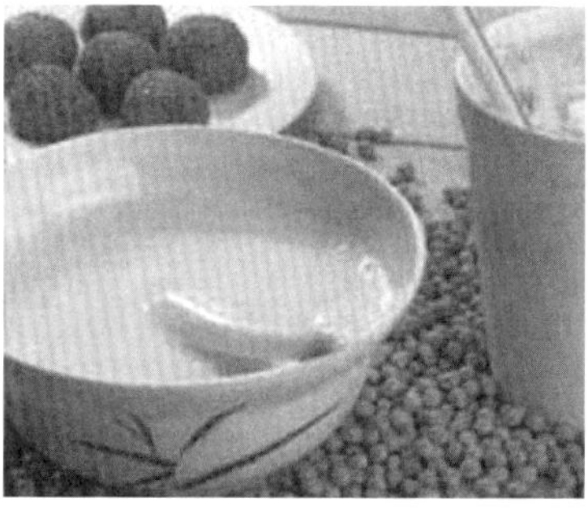

五、大　蔥

蔥的主要成分有蛋白質、脂肪、糖類、視黃醇原、硫胺素、核黃素、抗壞血酸和礦物質鈣、鐵、磷、鎂等。蔥的白色部分不含視黃醇原，但綠色部分含視黃醇原及鈣質特別多。

據研究，生蔥具有防止人體細胞老化的功能，這是因為大蔥中含有大量特殊微量元素——硒；蔥中所含的蘋果酸、磷酸糖等，可興奮神經系統，刺激血液循環，促使發汗，增強消化液的分泌，可以增進食慾；蔥中所含的多種礦物質及維生素，可促進胎兒組織器官的發育和供給孕婦大量的熱能，有利於母體和胎兒的健康。也有學者指出，蔥蒜辣素有殺菌抑菌作用，並可抑制亞硝酸鹽的生成，從而防止癌症發生。

蔥性溫，味辛。具有散寒、健胃、發汗、祛痰、殺菌等功效。適宜傷風感冒、發熱無汗、頭痛鼻塞、咳嗽痰多之人食用；適宜腹部受寒引起的腹痛腹瀉者食用；適宜胃寒之食慾不振，胃口不開者食用；適宜孕婦食用；適宜頭皮多屑而癢者食用；適宜燒魚燒肉之時作為調味食用。《用藥心得》：「通陽氣，發散風邪。」《本草圖經》：「凡蔥皆能殺魚肉毒，食品所不可缺也。」

表虛多汗自汗之人忌食；患有狐臭之人忌食。根據前人經驗，蔥不可與蜂蜜、大棗、楊梅和野雞一同食用。在服用中藥地黃、常山、首烏之時，也忌食蔥。

《千金．食治》：「食生蔥即吃蜜，變作下痢。」《履岩本草》「蔥，久食令人多忘，尤發痼疾，狐臭人不可食。」《本草綱目》：「服地黃，常山人，忌食蔥。」《本草經疏》：「病人表虛易汗者勿食，病已得汗勿再進。」《隨息居飲食譜》：「氣虛易汗者不可單食，又忌同蜜食。」

●蔥與蜂蜜相剋

蔥不宜與蜂蜜同時食用。《金匱要略》：「生蔥不可共蜜食之，殺人。」《飲膳正要》：「生蔥不可與蜜同食。」《本草綱目》引述孫思邈的觀點曰：「生蔥同蜜食作下痢。」

蜂蜜性味甘平，李時珍云：「蜜，生則性涼故能清熱；熟則性溫，故能補中。」其營養成分比較複雜，除含葡萄糖、果糖、蔗糖（共達百分之七十至百分之八十）、蛋白質、維生素、多種礦物質外，還含有機酸、乙酰膽鹼和多種酶（氧化酶、過氧化酶、還原酶、澱粉酶、轉化酶等等）。蔥蜜同食後，蜂蜜中的有機酸、酶類遇上蔥中的含硫氨基酸等，發生不利於人體的生化反應或產生有毒物質，刺激腸胃道使人腹瀉。

所以，蔥與蜂蜜同時食用，不利於健康。

●蔥與狗肉相剋

《金匱要略》：「生慈和雄雞白犬肉食之，令人七竅經年流血」。

狗肉性熱，助陽動火，蔥性辛溫發散，利竅通陽，二者配食，益增火熱，素有鼻衄者，尤當忌之。

蔥與公雞肉相剋

蔥不宜與公雞肉配以食用，這一說法早在《肘後備急方》和《本草綱目》中已有記載。《肘後備急方》：「雄雞肉不可合生慈菜食」；《本草綱目》：「雞肉同生蔥食，成蟲痔。」

這是因為，公雞肉性味甘溫，富含多種激素，中醫歷來認為是生風發火之物，其性偏熱，可發諸病；而生蔥辛溫助火，二者同時食用不利於健康。

所以，蔥不宜與公雞肉過量配以食用。當今菜譜中，雞肉烹炒，以蔥蒜為作料又屬常見。只宜少加，不宜過量，否則易生火熱而傷人。

蔥與大棗相剋

蔥不宜與大棗同時食用。《金匱要略》：「棗合生蔥食之，令人病。」《大明本草》：「棗與蔥同食令人五臟不和。」

這是因為，大棗的食物藥性甘辛而熱，古人稱「多食令

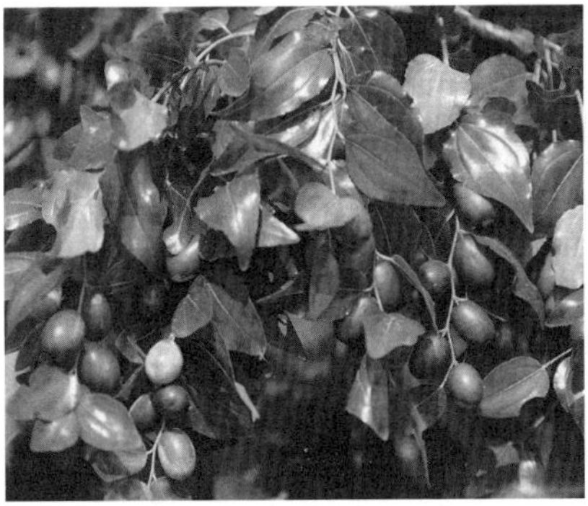

人熱渴膨脹，動臟腑，損脾元，助濕熱。」而蔥亦性辛熱助火，二者同食傷身。

所以，蔥不宜與大棗同時食用，不利於健康。

●蔥與豆腐相剋

有些人在煮豆腐時往往要放些蔥，其實這是不科學的。豆腐中含鈣，蔥裏有一定量的草酸，二者共煮，則結合為草酸鈣，煮豆腐放蔥後菜湯變為乳白色，就是草酸鈣沉澱的緣故。這種草酸鈣是不容易為人體所吸收的，不但破壞了豆腐對人體的營養作用，還會造成攝入鈣不足，形成結石症。長期食用，體內缺鈣，則容易出現煩躁、抽筋、軟骨症等病。

所以，烹調豆腐只宜少放蔥花，否則影響鈣的吸收。

六、大 蒜

俗名獨頭蒜、胡蒜、紫皮蒜。大蒜屬於一種日常的菜類和調料，由於它具有顯著的廣譜抗菌作用，所以，對一些感染性疾病，如春季的呼吸道傳染病（包括流腦，流感）流行時，夏秋季腸道傳染病（包括傷寒，副傷寒，菌痢）流行

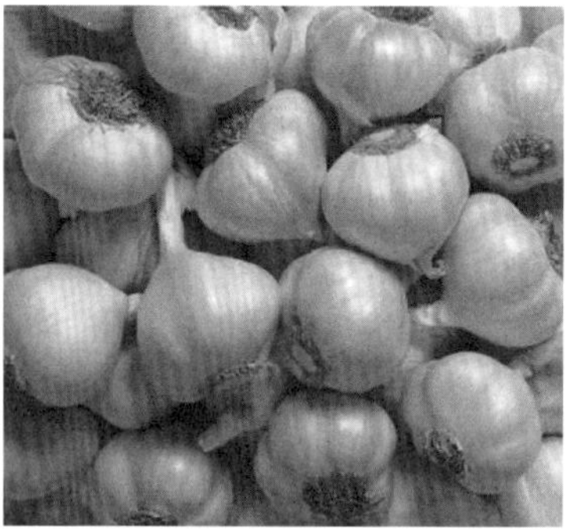

時，宜常吃些生大蒜，有預防作用。大蒜可以促進胃酸分泌，助消化。蒜中含有一種「配糖體」，有降低血壓作用。河南醫學院、河南省職業病防治所曾用大蒜對鉛中毒者進行試驗治療，發現患者在自覺症狀及生物指標方面均有改善。大蒜的營養成分為蛋白質、脂肪、糖類及視黃醇、維生素B_1、抗壞血酸等，能增強機體的免疫功能，有廣譜抑菌和抗癌作用，適宜多種感染和各種癌症患者食用。

大蒜性溫，味辛、甘，有小毒。用大蒜防病治病，宜生用，不宜熟用，因大蒜素是一種揮發性油類，加熱可被破壞。

《本草衍義補遺》：「大蒜，性熱善散，善化肉，故人喜食，多用於暑月。」《本草綱目》：「夏月食之解暑氣，北方食肉麵，尤不可無。」

凡陰虛火旺之人，如經常出現面紅，午後低熱，口乾便秘，煩熱等忌食大蒜，因大蒜多吃可動火耗血；有胃潰瘍及十二指腸潰瘍或慢性胃炎的人忌食大蒜，因大蒜可刺激胃黏膜，使胃酸增多。患有目疾，口齒喉舌疾病者，忌食大蒜，大蒜有礙視力。根據前人經驗，大蒜忌與蜂蜜一同食用。

《本草經疏》：「凡肺胃有熱，肝腎有火，氣虛血弱之人，切勿沾唇。」《本經逢原》：「腳氣，風病及時行病後忌食。」《本草求真》：「忌與蜜同食。」《隨息居飲食譜》：「陰虛內熱，胎產，痧痘，時病，瘡瘧血證，目疾，口齒喉舌諸患，咸忌之。」《本草衍義補遺》：「其傷脾傷氣之禍，積久自見。」《本草綱目》：「其辛能散氣，熱能助火，傷肺，損目，久食傷肝損眼。」

大蒜的莖葉又名青蒜，性溫味辛，能醒脾氣，消穀食。多吃令人胃中痰動，心胃嘈雜，傷肝，昏眼目。咳嗽者忌食。

●大蒜與蜂蜜相剋

大蒜不宜與蜂蜜同時食用。古人吳謙在《醫宗金鑑》中已有記載：「蔥蒜皆不可共蜜食。若共食令人利下。」

大蒜辛溫小毒，性熱，其所含辣素與蔥相近，其性質亦與蜜相反。二者同食傷身無益。所以，大蒜不宜與蜜共食。

●大蒜與雞肉相剋

在日常飲食中，人們在烹飪雞肉的時候，不少人會將大蒜作為配料與雞肉同炒共煮，這樣也確實可增加其味道之鮮美。其實，雞肉不宜配以大蒜食用，這一說法早在《金匱要略》中已有記載：「雞不可合葫蒜食之，滯氣。」

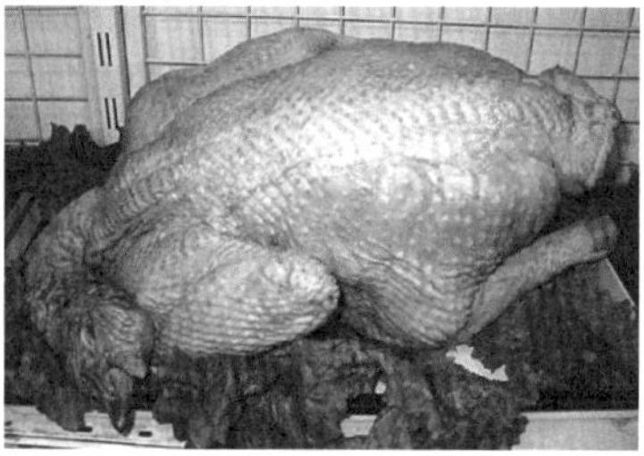

大蒜原稱「葫」，其性辛溫，有毒，具有下氣消穀、除風、殺毒之功效。朱震亨曰：「大蒜屬火，性熱喜散。」而雞肉甘酸溫補。

由此可知，二者功能相左，所以，雞肉不宜與大蒜同食。

●大蒜與狗肉相剋

關於狗肉與大蒜不宜同食的說法，不僅李時珍在《本草綱目》中有「狗肉同蒜食，損人」的記載，而且在香港的《農民曆》附《食物相剋中毒圖解》中也明確指出：狗肉與大蒜相剋。

大蒜辛溫，有小毒，具有溫中、下氣、殺菌、消穀之功效。在新鮮大蒜中，有大蒜氨酸，是一種含硫氨基酸，經大蒜酶分解大蒜辣素，有殺菌作用，並能刺激腸胃黏膜，引起胃液增加，蠕動增強；狗肉性熱，味鹹、甘、酸，有小毒，具有溫補脾胃、補腎助陽、輕身益氣、祛寒壯陽之功效。

由此看來，狗肉溫補，大蒜燻烈，同食助火，容易損人，特別是火熱陽盛之人更應當忌食。

所以，狗肉與大蒜不宜同食，以免損害身體。

●大蒜與雞蛋相剋

雞蛋不宜與大蒜同食。這一說法早在《本草綱目》中已有記載：「雞子和蔥蒜食之，氣短。」

大蒜是辛溫之品。《本草綱目》：「寇宗爽曰，蔥主發散，多吃昏人神。」又，朱震亨曰：「大蒜屬火，性熱喜散。」此外，大蒜有特殊氣味，皆因含有揮發性物質，有刺激性，能使局部血管擴張，故其性熱。而雞蛋甘平性涼，有滋陰鎮靜作用。大蒜與雞蛋在性味與功能上皆不相合。所以，雞蛋不宜與大蒜同食。

至於說「氣短」，係指個別對刺激性食物或某些蛋白質有過敏現象之人（如支氣管炎或支氣管過敏性哮喘病人）被誘發了哮喘。遂認為「雞蛋與蔥蒜合食，令人氣短」。此條亦為古人誤解。一些地區農家雞蛋蒜（雞蛋煮熟去殼，與蒜同醃，加麻油、鹽）配食亦屬常見，並未見有不良後果。

七、辣椒

辣椒性熱，味辛。辣椒含蛋白質、脂肪油、糖類、胡蘿蔔素、抗壞血酸、鈣、磷、鐵、鎂、鉀等。辣椒中尤其富含鉀，比等量的茄子含鉀量高三倍，比黃瓜高四倍。此

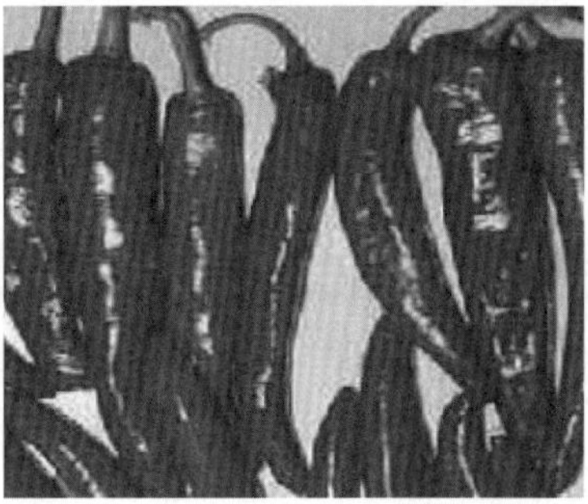

外，辣椒中還含有辣椒鹼、辣椒紅色素、揮發油和龍葵苷等。

辣椒之所以能健脾開胃，促進食慾，是因為辣椒內含有辣椒鹼，能刺激唾液及胃液分泌，所以，吃辣椒不僅下飯快，又能使食量增多，尤其是對有胃寒的人，適當少量食用，可以祛除胃寒病。

據現代研究，有學者認為辣椒能防治癌症，這是由於辣椒中富含抗壞血酸和微量元素鈷。前者有抗癌防癌的功能，後者能活躍體內新陳代謝，促進造血系統活力，鈷還參與體內硫胺素的合成，並可抑制機體中的惡性腫瘤細胞的生長。辣椒中的辣素進入血液循環到達肝臟後，能轉變成一種特殊化合物，能夠吸收致癌物質。但另有學者認為：辣椒內含有一種化學物質，具有抗癌和致癌的雙向調節功能。對於這些不同見解，錄之以供參考。

但從傳統中醫學來講，辣椒大辛大熱，能動火助陽，正如《隨息居飲食譜》中所說：「人多嗜之，往往致疾。陰虛內熱，尤宜禁食。」癌症病人還是少吃或不吃為妥。所謂「陰虛內熱」，或稱「陰虛火旺」，這不是一種病名，而是中醫學的一種病理，可見於各種疾病，諸如肺結核、支氣管擴張、甲狀腺機能亢進、紅斑性狼瘡、乾燥綜合徵、高血壓病、癌症、目赤腫痛、口瘡、更年期綜合徵等等，都可以表現出

「陰虛火旺」或「陰虛內熱」的病理變化。凡此種種，辣椒尤宜禁食。

青椒，俗稱菜椒、燈籠椒，是辣椒的改良品種，含豐富的抗壞血酸，每一百克的青椒中可含抗壞血酸八十毫克，還有維生素B也很豐富。此外，還含有多量鈣、磷、鐵和食物纖維等。青椒不僅能增強體力，增進食慾，還可防治壞血病，適宜胃口不開，食慾不振者食用。也適宜貧血，牙齦出血，血管脆弱，大便乾結者食用。

●辣椒與羊肝相剋

羊肝不宜與生辣椒共食，從東漢張仲景至唐代孫思邈，到明朝李時珍，都有這個說法。在《金匱要略》中早有記載：「羊肝共生椒食之，破人五臟。」孫思邈曰：「羊肝合生椒食，傷人五臟。最損小兒，合苦荀食，病青盲，妊婦食之，令子多厄。」

但是，在日常飲食中我們常常會見到，在炒羊肝時放點青辣椒調味，這樣味道會更加鮮美。其實，這種做法是不合理的，雖然這樣可讓味道更加鮮美，但長久以往會影響人體的健康。

辣椒是富含抗壞血酸的菜蔬（每克可含抗壞血酸達一百九十八毫克），如同豬肝一樣，羊肝內含的金屬離子，會把其中的抗壞血酸破壞殆盡，從而削弱了營養價值或產生不良反應，不利於健康。

辣椒與胡蘿蔔相剋

辣椒不宜與胡蘿蔔同時食用。這是因為，胡蘿蔔除含大量胡蘿蔔素外，還含有抗壞血酸分解酶，而辣椒含有豐富的抗壞血酸。二者相遇，胡蘿蔔中的抗壞血酸分解酶會破壞辣椒中的抗壞血酸。

所以，胡蘿蔔不宜與辣椒同食，否則會降低辣椒的營養價值。

八、生　薑

生薑，是日常食用的一種調味品，除作調料外，還可作為藥用。鮮生薑辛溫，發汗溫胃，逐寒邪；乾薑辛熱，溫中散寒，除脾胃虛寒；炮薑溫經止血；薑皮可利尿消腫。

適宜食用魚、蟹、菌蕈、野禽諸物中毒引起的腹痛吐瀉；也宜於誤食生半夏、生野芋、魔芋、生南星等發生中毒，口舌發麻之人食用；適宜婦女產後食用，起到溫經散寒，去瘀血而養新血的效果，這對產後健康有好處；適宜暈車、暈船之人食用；適宜女性經期受寒時以及寒性痛經者食用。

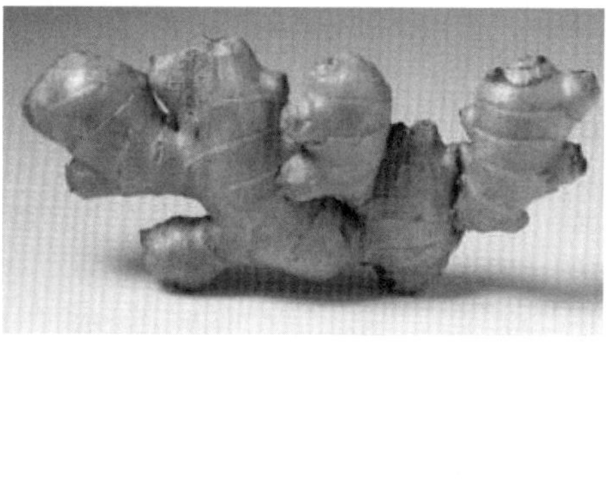

《珍珠囊》：「益脾胃，散風寒。」元李杲：「孫真人云，薑為嘔家聖藥。」《醫學入門》：「薑，產後必用者，以其能破血逐瘀也。」《本草綱目》：「薑，辛而不葷，去邪辟惡，生啖、熟食、醋、醬、糟、鹽、蜜煎調和，無不宜之。可蔬可茹，可果可藥，其利博矣，凡早行、山行宜含一塊。不犯霧露清濕之氣，及山嵐不正之邪。」

生薑含有辛辣和芳香成分，辛辣成分為一種芳香性揮發油脂中的薑油酮，其中主要為薑油萜、水茴香萜、樟腦萜、薑酚、桉葉油精、澱粉、黏液等。

生薑之所以能「發汗散寒」，是因薑中含有一種「薑辣素」，它對心臟和血管都有刺激作用，能使心臟加快跳動，血管擴張，血液流動加快，從而使全身產生溫熱的感覺；同時，流到皮膚的血液增多，促使身上的汗毛孔張開、從汗毛孔滲出來的汗也增多。流出的汗不但可以把多餘的熱帶走；而且還把病菌放出的毒素排出體外，這就是中醫所說生薑能「發汗解表散寒」的道理。

生薑何以能「溫胃止嘔」，這是由於吃了生薑後，薑辣素首先刺激舌頭上的味覺神經，使我們感到有股辣味，以後又刺激胃腸黏膜上的感受器，由神經反射促使胃腸道充血，消化道蠕動增強，消化液分泌旺盛，又能刺激小腸，使腸的吸收能力加強，從而達到了中醫所謂「溫胃止嘔」的效果。

凡屬明虛內熱，內火偏盛之人忌食；患有目疾，癰瘡和痔瘡者不宜多食久食；肝炎患者忌食；多汗者忌食；糖尿病人及乾燥綜合徵者忌食。

根據前人經驗，懷孕婦女忌用，不可多食。唐・孫思邈：「八九月多食薑，至春多患眼，損壽，減筋力。孕婦食之，令兒盈指。」元李杲：「古人言秋不食薑，令人瀉氣。蓋夏月火旺。宜汗散之，故食薑不禁。辛走氣瀉肺，故秋月則禁之。晦庵語錄亦有秋薑夭人天年之語。」《本草綱目》：「食薑久，積熱患目，珍屢試有準。凡病痔人多食兼酒，立發甚速。癰瘡人多食則生惡肉。」《本草經疏》：「久服損陰傷目，陰虛內熱，陰虛咳嗽吐血，表虛有熱汗出，自汗盜汗，臟毒下血，因熱嘔惡，火熱腹痛，法並忌之。」《本草求真》：「積熱患目及因熱成痔者切忌。」《隨息居飲食譜》：「內熱陰虛，目赤喉患，血證瘡痛，嘔瀉有火，暑熱時症，熱哮大喘，胎產痧脹及時病後、痧痘後均忌之。」

民間有「爛薑不爛味」之說，這是錯誤的。腐爛的生薑會產生一種毒性極強的物質黃樟素，這種毒素能使肝細胞變性壞死，進而誘發肝細胞癌變，因此，爛生薑不可食。

●生薑與牛肉相剋

生薑不可與牛肉同食，恰如《本草綱目》記載：「合生薑食損齒。」

這是因為生薑為大辛大溫之品；而牛肉甘溫，補氣助火。如果將牛肉配以生薑烹調食用，就如火上加油，容易使人發熱動火，以致引起牙齒炎症、腫痛、口瘡等症。

所以，牛肉不宜與生薑同食，在日常飲食中應適當避忌為好。

●生薑與馬肉相剋

根據記載，孟詵云：「馬肉與薑同食生氣嗽。」意思是說，如果將馬肉與薑同食，會引起咳嗽。由此可知，馬肉不宜與薑同食的由來已久。薑的性味辛溫，具有發汗解表、溫中散寒、降逆止嘔祛痰、殺菌解毒之功效；而馬肉性辛冷，能清熱解毒，通經活絡，溫經壯陽，養筋利尿。一辛溫解表，一除熱下氣，二者性味相反，功用亦不協同，從中醫食物藥性來看，二者不宜共食。

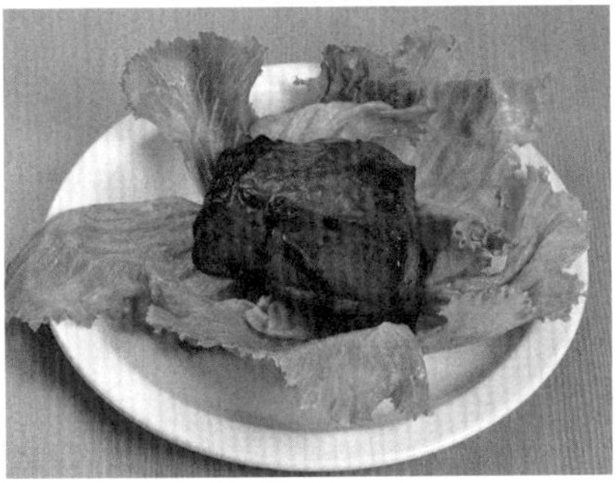

此外，薑含揮發油（薑醇）、薑辣素等特有成分，善於發散解表，具有刺激性，易致咳嗽，故食馬肉，不配生薑，以免影響人體健康。

所以，馬肉不宜與薑同食。

●生薑與兔肉相剋

人們在烹調兔肉的時候，喜歡在其中加薑片作為配料，認為這樣可以更加鮮美。其實，兔肉與薑不宜同食。這一說法早在《金匱要略》以及《飲膳正要》中都有記載。《金匱要略》：「兔肉著乾薑食之成霍亂。」《飲膳正要》：「兔肉不可與薑同食，成霍亂。」

這是因為兔肉酸寒，性冷；而乾薑、生薑辛辣性熱，二者味性相反，一寒一熱，同食後容易導致腹瀉。

所以，烹調兔肉的時候，不宜加薑以作配料，以免產生副作用而影響人體健康。

九、芫荽

俗名香菜、胡荽。芫荽的營養成分有蛋白質，脂肪，糖類，微量元素鈣、磷、鐵及大量的視黃醇原、硫胺素、核黃素、抗壞血酸和尼克酸。此外，芫荽還含揮發油、蘋果酸鉀、甘露醇、黃酮類等。

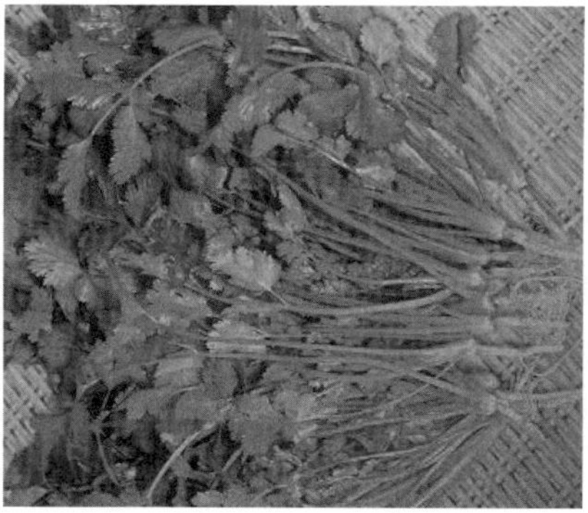

芫荽性溫，味辛。可發汗、透疹、消食、下氣，屬芳香健胃之佳蔬。適宜小兒麻疹及風疹透發不快，或透而復沒時食用；適宜流行性感冒流行傳染期間或已患有流感時食用，可起到預防和治療效果；適宜食慾不振，胃呆腹脹之人食用。適宜在食用雞、鴨、羊肉、魚肉、豬肉等食物時服食，因為芫荽氣味美而去腥臭。《本草綱目》：「胡荽，辛溫香竄，內通心脾，外達四肢，能辟一切不正之氣，故痘瘡出不爽快者，能發之。」《日用本草》：「消穀化氣，通大小腸結氣。治頭疼齒病，解魚肉毒。」

民間認為芫荽乃發物，所以凡屬氣虛體弱和患有胃潰瘍之人不宜多食，凡小兒麻疹已經透發後即忌食，凡患有慢性皮膚疾病和眼病之人忌食，癌症患者忌食芫荽。

根據前人經驗，凡服補藥及中藥白朮、牡丹皮者，不宜同時食用芫荽。《千金・食治》：「不可多食，令人多忘。食之發宿病，金瘡尤忌。」《食療本草》：「久冷人食之腳弱。根發痼疾。」《醫林纂要》：「多食昏目，耗氣。」《本草綱目》：「凡服一切補及藥中有白朮、牡丹者，不可食此。」

●芫荽與黃瓜相剋

黃瓜中含有抗壞血酸分解酶，可破壞其他食物中所含的抗壞血酸，而芫荽為含抗壞血酸較高的食物，若將其和黃瓜同時食用，會使芫荽中所含的抗壞血酸受到破壞，失去原有的營養價值。

所以，芫萎不宜拌黃瓜食用。

●芫荽與動物肝臟相剋

芫荽含有豐富的抗壞血酸，而動物的肝臟富含銅、鐵等離子，若將動物肝臟與抗壞血酸含量高的芫荽同時食用，銅鐵極易使芫荽中的抗壞血酸氧化，從而失去原有功效。

所以，芫荽不宜與動物肝臟同時食用。

●芫荽與豬肉相剋

《飲膳正要》：「豬肉不可與芫荽同食，爛人腸。」韓矜曰：「凡肉有補，唯豬肉無補。」

芫荽可去腥膻味。有些人特別喜歡芫荽的獨特香味，經常將芫荽作為配料與豬肉同食，其實這種吃法是不科學的。

這是因為，芫荽辛溫，其性散發，耗氣傷神；豬肉滋膩，助濕熱而生痰。一耗氣，一無補，故二者配食，於身體有損而無益。

飲料類

飲料是人們日常生活和飲食營養中不可缺少的物品：茶、咖啡、酒類，是最常用的飲料，它們各含有許多特殊的有機成分，這些成分有些對人體有營養作用，有些對人體有刺激和興奮作用，如提神開胃，促進血液循環。

但若大量持久的飲用，易形成嗜好，對身體也會有不同程度的危害：如茶與咖啡中均含有一定數量的單寧，它與蛋白質結合成不被消化的形式，由於所有的酶（包括各種金屬酶），其本身都是蛋白質，所以，它也可與消化酶結合降低其活力，從而也就抑制了人體對鐵、鈣等重要礦物質和微量元素的吸收。

有營養學家認為，常喝咖啡的人容易引起結石。因為咖啡中的單寧，降低了鈣的吸收。大量的鈣除了一部分排出體外，餘下的往往容易形成結石。

酒類對某些藥物（如苯巴比妥等）能提高其溶解度和加大吸收量，即使在常規用量的情況下，也能引起藥物中毒。

茶與咖啡中的單寧以及其他物質，酒中的乙醇，都會與食物中的一些有機成分，發生某些生化反應。所以在飲料中，也存在一些相剋與禁忌問題，不可不知。

一、茶

俗名苦茗。茶葉含蛋白質高達百分之二十至三十，糖類約占百分之十（優質名茶可達百分之四十），脂肪只有百分之三，又含有視黃醇、硫胺素、核黃素、抗壞血酸、煙酸；還含有氟（尤以紅茶中含量最高）、鉀、磷、鈣、鎂、鐵、錳、硒等礦物質和微量元素。

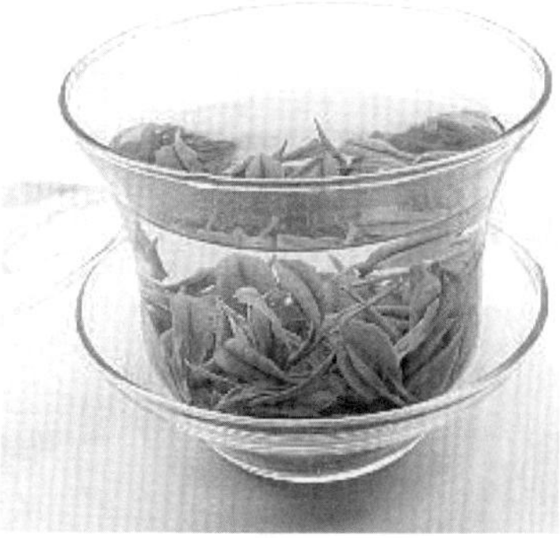

茶葉按加工方法不同，分綠茶和紅茶。茶性寒，味苦。具有清心提神、降火除煩、下氣消食、利尿消痰之功效。適宜高血脂症、高血壓病、冠心病、動脈硬化、心動過緩、糖尿病之人飲用；適宜吃進油膩飲食或奶類食品過多，感到胃部飽滿，口中黏膩之時飲用，此時飲茶，頓覺脘腹舒暢，口中清爽；適宜發熱口渴，腸炎腹瀉，頭痛目昏，小便不利之人飲用；適宜肝炎、腎炎、白血病、貧血、夜盲症及人體各部位的癌症病人飲用。飲茶適宜飲清淡溫熱之茶，熱茶入胃後促進胃液分泌，有助於對食物的消化；適宜飲酒過多，宿醉未解者食用；適宜長期吸菸者食用，菸草中含尼古丁，喝茶可解慢性尼古丁中毒；適宜肥胖症患者食用；適宜嗜睡症患者食用。

《本草求真》：「凡一切食積不化，頭目不清，痰涎不消，二便不利，消渴不止，及一切便血、吐血、衄血、血痢、火傷、目疾等症，服之皆能有效。」《隨息居飲食譜》：「茶葉清心神，醒酒除煩，涼肝膽，滌熱消痰，肅肺胃，明目解渴。」《湯液本草》：「治中風昏憒，多睡不醒。」《本草通玄》：「解炙博毒、酒毒。」《本草綱目》：「解酒食之毒，使人神思豈爽，不昏不睡，此茶之功也。」

患有習慣性便秘之人忌飲茶；失眠之人以及臨睡覺前不宜飲濃茶，以免引起失眠。飲茶忌多忌濃忌冷，也忌飲隔夜茶。

胃寒之人不宜飲綠茶，更不能飲冷茶，因其性寒，可導致胃寒痛復發。懷孕婦女以及產婦在哺乳期忌服濃茶。在服用人參、西洋參、威靈仙、土茯苓，以及安眠藥和含鐵質補血藥時，忌用茶水送服，以免影響藥效。

《本草拾遺》：「食之宜熱，冷則聚痰，久食令人瘦，使不睡。」《本草綱目》：「服威靈仙、土茯苓者忌飲茶。」

●茶與酒相剋

日常生活中，不少人酒後都愛飲茶，想達到潤燥解酒、消積化食、通調水道的功效。其實，這種習慣是非常不科學的。

這是因為，酒後飲茶，茶鹼產生利尿作用，這時酒精轉化的乙醛尚未完全分解，即因茶鹼的利尿作用而進入腎臟，乙醛對腎臟有較大的刺激性，從而易對腎臟功能造成損害。於是腎寒、陽痿、小便頻濁，睾丸墜痛等症狀接踵而至。李時珍在《本草綱目》中曾說：「酒性純陽，具味辛甘，升陽發散，其氣燥熱，勝濕祛寒。酒後飲茶傷腎臟，腰腳墜重，膀胱冷癰，兼患痰飲水腫、消渴攣痛之疾。」

另外，酒精對心血管的刺激性很大，而濃茶同樣具有興奮心臟的作用，酒後飲茶，使心臟受到雙重刺激，興奮性增強，更加重心臟負擔，這對於心臟功能不佳的人更是不相宜的。

因此，酒後不宜多飲濃茶，可吃些柑橘、蘋果之類的水果，如果無水果，沖杯果汁或糖水喝下也有助於解酒。當然，最好的辦法是節制飲酒，尤其不要一醉方休。

●綠茶與枸杞相剋

綠茶和枸杞都可以分別用開水沖泡飲用，對人體很有益處。有不少人乾脆就把它們放在一起沖泡。但是，綠茶裏所含的大量

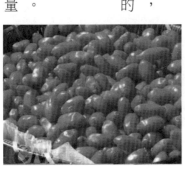

鞣酸具有收斂吸附的作用，會吸附枸杞中的微量元素，生成人體難以吸收的物質。餐館裏流行的八寶茶中也是既有綠茶又有枸杞，雖然綠茶的量比較少，但也不宜多喝。

●茶與羊肉相剋

飲茶已成為不少人的一種嗜好和習慣。因而，有些人在吃羊肉的同時也飲茶，或吃完羊肉後，馬上飲茶。

這些飲食習慣都是有害於健康的。

羊肉，肉香味美，營養豐富，禦寒能力強。我國歷來有「冬吃羊肉」的說法，因為羊肉性溫，能給人體帶來熱量。從中醫食物藥性來看，羊肉是助元陽、補精血、療肺虛、益勞損之妙品，是一種良好的滋補強壯食品。由於羊肉所含鈣質、鐵質高於豬、牛肉，所以吃羊肉對肺病，如肺結核、氣管炎、哮喘和貧血、產後氣血兩虛及一切虛寒症狀最為有益。

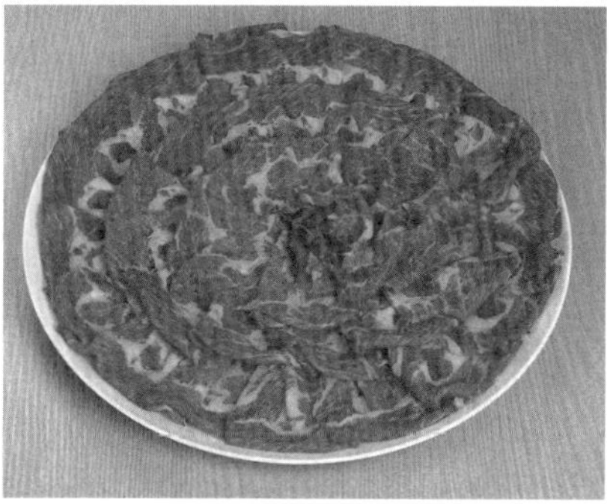

雖然時常吃一些羊肉對身體大有裨益，但在吃羊肉的同時喝茶，羊肉中豐富的蛋白質會與茶葉中的鞣酸產生化學反應，生成一種叫鞣酸蛋白質的物質。這種物質對腸道有一定的收斂作用，可使大腸的蠕動減弱，大便裏的水分減少，容易發生便秘。對

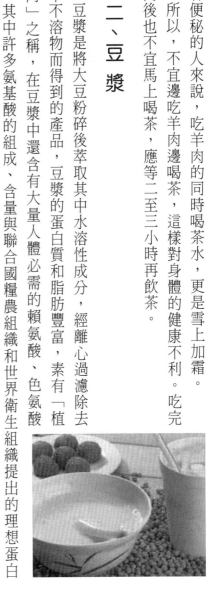

已有便秘的人來說，吃羊肉的同時喝茶水，更是雪上加霜。

所以，不宜邊吃羊肉邊喝茶，這樣對身體的健康不利。吃完羊肉後也不宜馬上喝茶，應等二至三小時再飲茶。

二、豆漿

豆漿是將大豆粉碎後萃取其中水溶性成分，經離心過濾除去其中不溶物而得到的產品，豆漿的蛋白質和脂肪豐富，素有「植物肉」之稱，在豆漿中還含有大量人體必需的賴氨酸、色氨酸等，其中許多氨基酸的組成、含量與聯合國糧農組織和世界衛生組織提出的理想蛋白質中必需氨基酸模式基本一致。

豆漿性平，味甘。具有益氣養血、健脾寬中、下氣、利大腸、潤燥消水等功效。適宜中老年體質虛弱，營養不良之人，以及青少年兒童食用；適宜老年慢性支氣管炎，虛勞咳嗽，痰火哮喘之人，或老人便秘者食用；適宜身體衰弱而又患有心血管疾病，如高血壓、冠心病之人食用；糖尿病患者亦宜。《本草綱目拾遺》：「補虛羸，腐漿煮粥食。」《隨息居飲食譜》：「清肺補胃，潤燥化痰。」

根據前人經驗，凡平素胃寒，飲食之後不適或作悶，反胃之人忌食；患有慢性腸炎，易腹瀉，腹脹，夜尿頻多，遺精夢泄者忌用。

●豆漿與紅糖相剋

在日常生活中，一些人喜歡在豆漿中加入糖，以增加其甜味。本來，在豆漿中加糖並無不妥，但如果加入紅糖就不可了。

這是因為，紅糖中含有的有機酸，而豆漿中含有豐富的蛋白質。若將二者混合，紅糖中的有機酸將會和豆漿中的蛋白質結合，產生「變性沉澱物」，不利於吸收，不利於健康。

所以，豆漿中不宜加入紅糖以調味。如果確有需要，可加入白糖調味。因為白糖無此現象，可與豆漿同用。

●豆漿與牛奶相剋

牛奶和豆漿都是營養價值較高的食物。有人以為牛奶和豆漿混合煮後飲用，可以提高營養價值。而事實表明，這是錯誤的。

這是因為，豆漿中含有的胰蛋白酶抑制因子，能刺激胃

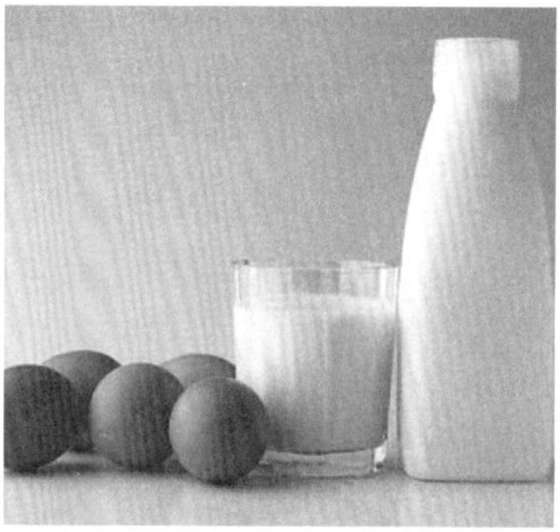

腸相抑制胰蛋白酶的活性。這種物質，需在一百攝氏度的環境中，經數分鐘才能被破壞，否則，未經充分煮沸的豆漿，食後易使人中毒；牛奶若在上述溫度下持續煮沸那麼長的時間，則會破壞其含有的蛋白質和維生素，而使營養價值降低，實際上是一種浪費。

所以，牛奶不宜與豆漿高溫同煮後飲用。

●豆漿與紅薯、橘子相剋

紅薯的主要成分為澱粉，食後會產生大量果酸，而橘子本身含果酸較多。喝豆漿時食紅薯或橘子，其中的果酸將會使豆漿中的蛋白質凝固變性，影響消化吸收。

所以，喝豆漿時不宜食用含果酸較多的水果和紅薯。

●豆漿與雞蛋相剋

很多人喜歡在吃早餐的時候吃一個雞蛋，喝一杯豆漿，或直接把雞蛋沖到豆漿中去，認為這樣營養會更加豐富。其實不然，雞蛋不宜與豆漿同食。這是因為，豆漿中的胰蛋白酶抑制物能抑制人體中胰蛋白醉的活性，這種酶又比較耐熱，必須加高溫方能破壞。在煮豆漿時，還容易出現假沸現象，如煮豆漿時浮於上層的大量泡沫上冒，就會給人一種已沸的感覺，其實裏面的豆漿並未煮沸，其胰蛋白酶抑制物依然存在。用這樣的豆漿沖雞蛋，則胰蛋白酶抑制物與生雞蛋中的黏性蛋白質會阻礙蛋白質的分解，影響蛋白質的吸收和利用。

此外，雞蛋黃中含有維生素B類及生物素，而雞蛋白中含有抗生物素蛋白，只有在雞蛋煮熟透的情況下，抗生物素蛋白才能凝固而失去作用。用豆漿沖雞蛋時，雞蛋半生不熟，蛋黃中的生物素與抗生物素蛋白結合，人體胃腸不能吸收，反而使生物素失去了營養價值。

●豆漿與羊肉相剋

「一杯鮮豆漿，天天保健康」，民間的說法一點不錯。鮮豆漿營養豐富，味美可口，富含人體所需優質植物蛋白，八種必需的氨基酸，多種維生素及鈣、鐵、磷、鋅、硒等微量元素，不含膽固醇，並且含有大豆皂甙等至少五六種可有效降低人體膽固醇的物質，鮮豆漿的大豆營養易於消化吸收，經常飲用，對高血壓、冠心病，動脈粥樣硬化及糖尿病、骨質疏鬆等大有益處，還具平補肝腎、防老抗癌、降脂降糖、增強免疫的功效。中醫認為豆漿性平味甘，不宜與羊肉同食，否則易發痼疾。

三、酒

酒主要包括各種白酒、果酒、黃酒、啤酒及酒釀。在各種酒類中，酒精（即乙醇）是主要成分，像高粱酒含醇量較高，為百分之六十左右，葡萄酒含醇量占百分之十三至百分之十八，紹興黃酒含醇百分之十二至百分之十五，啤酒含醇量最低，一般為百分之三至百分之六。

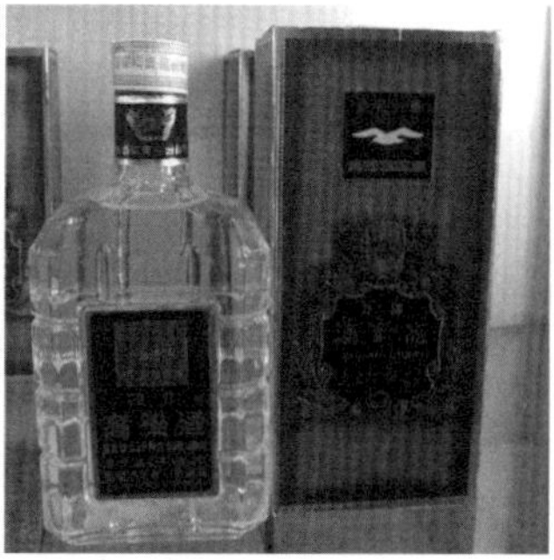

啤酒乙醇含量最少，故喝啤酒不但不易醉人、傷人，反而對身體健康大有益處，它能增進食慾，幫助消化，解除肌肉疲勞，尤其對患有高血壓、心臟病、腸胃病消化不良、貧血、失眠和神經衰弱之人，也頗適宜。炎熱夏季也適宜飲用啤酒以清熱解暑。由於啤酒含糖分高，有「液體麵包」之稱，故糖尿病患者當忌之。

啤酒雖然酒精度低，但也切忌經常大量飲啤酒。事實證明，經常大量飲啤酒之人，可致心肌組織中出現脂肪沉積，心肌肥厚，心臟擴大，有人稱之為「啤酒心」。

由於各種酒的主要成分是酒精，酒精可以毒害人體的一切細胞，其中也包括生殖細胞（精子和卵子），如果酒後性交懷孕，這種受酒精毒害的細胞如發育成胎兒以後，智力就比較遲鈍。孕婦飲酒過多，也會影響胎兒的發育或招致流產。從優生優育角度來說，應當引起高度重視。

另有酒釀，其含醇量更低，成熟的酒釀只含乙醇百分之二•一左右，營養亦頗豐富，有益氣、生津、通乳、活血功效，適宜產後少奶和關節炎之人食用。但一次也不宜多吃。《本草綱目拾遺》中說：「酒釀多食致腹瀉，性善升透，凡火上行者忌之。」

酒性溫，味甘苦辛。具有散寒氣、通血脈等功效。適宜遭受大雨淋身或感受寒濕之邪後食用；適宜患有風寒濕性關節炎者飲用。宜少許適量適度飲用。宜作為調味品，烹調時酌加些酒，則味香氣濃，增加口感。

《養生要集》：「酒者，能益人，亦能損人，節其分量而飲之，宣和百脈，消邪卻冷。若升量轉久，飲之失度，體氣使弱，精神侵昏。宜慎，無失節度。」唐•孟詵：「酒味苦，婦人產後諸風，亦可服之。」《品匯精要》：「解一切蔬菜毒。」《隨息居飲食譜》：「燒酒，消冷積，禦風寒，辟陰濕之邪，解魚腥之氣。凡大雨淋身，及多行濕路，或久浸水中，皆宜飲此，寒濕自解。如陡患泄瀉，而小溲清者，亦寒濕病也，飲之即癒。」

凡屬陰虛體質，或濕熱偏重，以及出血性疾病之人忌食；凡患有高血壓病、高血脂症、血管硬化、冠心病、心動過速者忌食；對肝炎、肝硬化、糖尿病、食道炎、胃潰瘍患者尤當禁忌；凡新婚夫婦或懷孕婦女均忌飲酒。患有痛風的人，忌吃啤酒，因啤酒中含大量嘌呤成分。癌症患者忌飲酒。

南北朝陶弘景：「大寒凝海，惟酒不冰，明其熱性，獨冠群物。人飲之使體弊神昏，是其有毒故也。」《本草綱目》：「燒酒，純陽毒物，與火同性，過飲不節，殺人頃刻，善攝生者宜戒之。與薑蒜同食，令人生痔。」《隨息居飲食譜》：「陰虛火體，切勿沾唇，孕婦飲之，能消胎氣。」汪穎《食物本草》：「酒，人知戒早飲，而不知夜飲更甚，既醉既飽，睡而就枕，熱壅傷心傷目，夜氣收斂，酒以發之，亂其清明，勞其脾胃，停濕生瘡，動火助欲，因而以致病者多矣。」《中藥大辭典》：「陰虛、失血及濕熱甚者忌服。」

●啤酒與白酒相剋

啤酒中含有人體需要的十七種氨基酸和十種維生素，尤其是B群維生素含量較多，並含有較多的礦物質。所以，常飲啤酒會有健胃、消食、清熱、利尿、強心、鎮靜的功效，因此，啤酒很受人們的青睞。但是，在餐桌上，有些人往往喝完烈性白酒後，同時又喝啤酒。甚至有些人認為啤酒酒度低，喝起來不過癮，就在

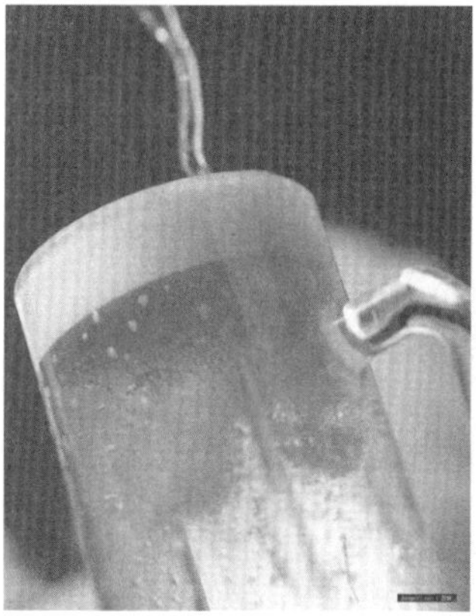

啤酒中加入白酒再喝。其實，這些做法對人體是有害的。

這是因為，啤酒是低酒精飲料，但是含有二氧化碳和大量水分，如果與白酒混飲，可加重酒精在全身的滲透。這樣，對肝、腎、腸和胃等內臟器官產生激烈的刺激和危害，並影響俏化酶的產生，使胃酸分泌少，導致胃痙攣、急性胃腸炎、十二指腸炎等症，同時對心血管的危害也相當嚴重。

所以，啤酒忌與白酒混喝。想減少酒精在體內瀦留，最好是多飲白開水，以助排尿。

●酒與海鮮相剋

有人認為海產品「生吃鮮嫩、營養價值高」，尤其是沿海地區，人們習慣於夏季生吃或者食用沒有煮熟的海鮮，這樣容易出現噁心、腹痛、嘔吐、腹瀉和發熱等症狀。此外，還有不少人喜歡一邊吃生猛海鮮，一邊飲用啤酒或高度酒，認為能夠通過高度酒殺菌消毒。其實，這一想法是錯誤的。

這是因為，啤酒和高度酒都不具備很強的殺菌消毒作用，海產品本身攜帶病菌比較多，夏季平均帶菌率高達百分之九十

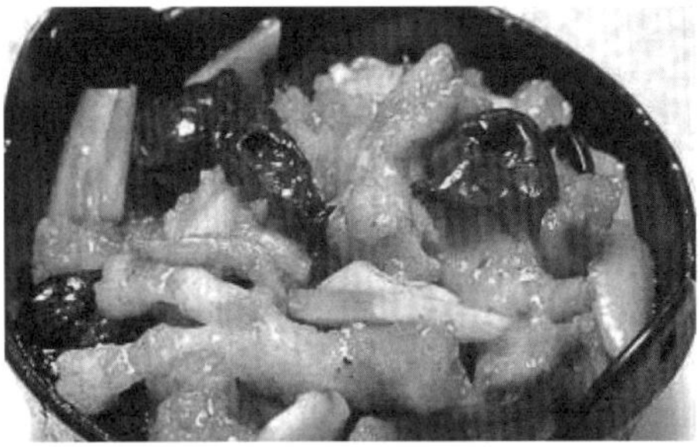

五。另外，海鮮中含有大量的嘌呤醇，可誘發痛風，而痛風在飲酒後最易急性發作，導致足關節疼痛。

所以，在吃海產品的時候，不宜飲用啤酒或高度酒。

●酒與胡蘿蔔相剋

最近，美國食品專家告誡人們：酒與胡蘿蔔同食是很危險的。專家指出，因為胡蘿蔔中豐富的β胡蘿蔔素與酒精一同進入人體，就會在肝臟中產生毒素，從而引起肝病。特別是在飲用胡蘿蔔汁後不要馬上去飲酒。

●酒與牛奶相剋

牛奶味甘微寒，具有補虛潤腸、清熱解毒之功效；白酒甘辛大熱，具有散冷氣，通血脈，除風下氣之功效。二者性味功能皆相佐，所以不能同飲。

從現代營養學觀點分析，乙醇有抑制脂肪氧化分解和促進脂肪合成的作用，它可使脂肪在肝臟中蓄積，從而誘發脂肪肝的形成。而奶類多含脂肪，若與乙醇合飲，更促使脂肪向肝中流入量增加。

另外，酒中除乙醇外，還含有一些有害成分，如甲醇、醛類、鉛（由蒸餾污染）

等，其中醛類是有毒物質，如甲醛是細胞原漿毒，能使蛋白質凝固。而奶類蛋白質含量很高，所以如果酒類和奶類合飲，不僅降低奶類的營養價值，而且有害於健康。

所以，酒不宜與牛奶同時飲用。

●酒與糖類相剋

糖類味皆甘，甘生酸，酸生火。飴糖、紅糖尤甚。酒類甘辛大熱，所以酒與糖不宜相配，久則生熱動火，有損身體。

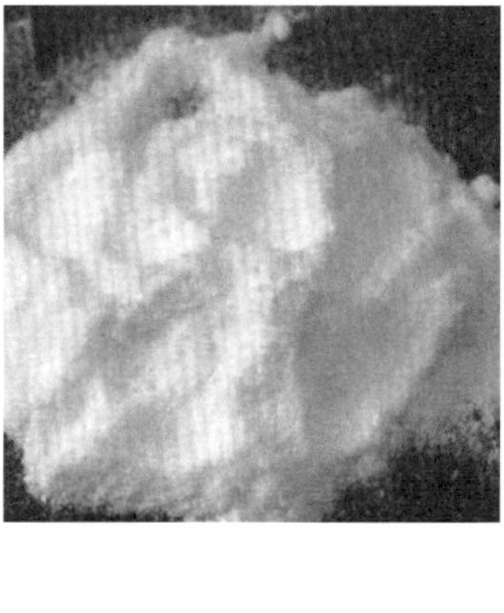

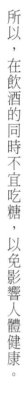

現代營養學認為，乙醇能影響糖的代謝。這是由於乙醇氧化形成過剩的還原輔酶I，從而使三羧酸循環受到抑制，導致血糖上升。吃糖時飲酒，影響糖的吸收，另外容易產生糖尿。

所以，在飲酒的同時不宜吃糖，以免影響人體健康。

●酒與芥、辣物相剋

酒不宜與芥、辣物同時食用。李時珍在《本草綱目》中說：「酒後食芥及辣物，緩人筋骨。」

這是因為，酒性本為大辛大熱之物，芥及辣物，又皆屬熱性，刺激性較強。若將酒與芥、辣物同食，有如火上加油，生火動血，貽害無窮。平素體徵陽盛陰虛的人更不宜同食。

另外，凡是辛辣動火之物，都會刺激神經擴張血管，更助長酒精麻醉作用，使人疲憊痿軟。所以，酒與芥、辣物不可同食。

●啤酒與汽水相剋

啤酒是現代人喜歡的飲料，不論平時吃飯時，還是宴席桌上，都離不開啤酒。有人誇它是「液體麵包」，這說明啤酒有一定的營養。但是，有人喜歡把汽水倒在啤酒杯裏，與啤酒混飲，認為這樣喝下去既涼甜可口、消熱解暑，又稀釋了酒精，不易醉酒。其實，這是不科學的。

這是因為，汽水中含有一定量的二氧化碳，啤酒中也含有少量的二氧化碳。啤酒中加入汽水後，過量的二氧化碳會更加促進胃腸黏膜對酒精的吸收，如果飲酒過程中稍有醉意，再兌上一杯汽水，醉意會更濃。

所以，喝啤酒時，忌在其中加入汽水。

●啤酒與水垢相剋

據《中國食品報》報導：「不宜用帶有水垢的容器裝啤酒。」這是有一定道理的。水垢中含多種沉澱的金屬成分，如汞、錫、砷、鉛等，這都是一些有毒金屬，可以被酸性溶液所溶解。而啤酒帶有酸性，遇到水垢會將這些有毒的金屬物質溶入酒中，飲後對人體有很大的危害。

所以，大家應注意在日常生活中，不要用帶有水垢的容器裝啤酒來飲用。

●啤酒與煙燻食品相剋

啤酒，清涼爽口，含有多種人體必需的氨基酸和豐富的維生素，深受人們喜愛。但是，飲用時的一些注意事項往往不能引起人們的注意，比如吃烤肉串時喝啤酒，就不妥當。這是因為煙燻食物中多含有機氨，有的在加工或烹調過程中產生了多環芳烴類，如苯並芘、氨甲基衍生物等，常飲啤酒的人，血鉛含量往往增高。鉛與上述物質結合，有致癌或誘發消化道疾病的可能。

所以，大家在飲啤酒同時不宜吃煙燻食品。

四、咖啡

咖啡的主要成分是咖啡因（約占百分之一至百分之二），另外含蛋白、脂肪、碳水化合物，無機鹽和維生素等營養成分。咖啡原產於非洲熱帶地區，現中國廣東、雲南等省亦有栽培，種子「咖啡豆」，炒熟研粉可作飲料，即咖啡茶。

咖啡性溫，味甘。具有強心利尿、提神醒腦，使人興奮之功效。適宜精神萎靡不振，神疲乏力，嗜睡多睡以及春困之人食用；適宜慢性支氣管炎，肺氣腫，肺原性心臟病人服食；適宜宿醉未消，酒醉者服用。《食物中藥與便方》：「酒醉不醒：濃咖啡茶頻頻飲服。慢性支氣管炎，肺氣腫，肺原性心臟病：咖啡豆（炒）每日六至十克，濃煎服。」

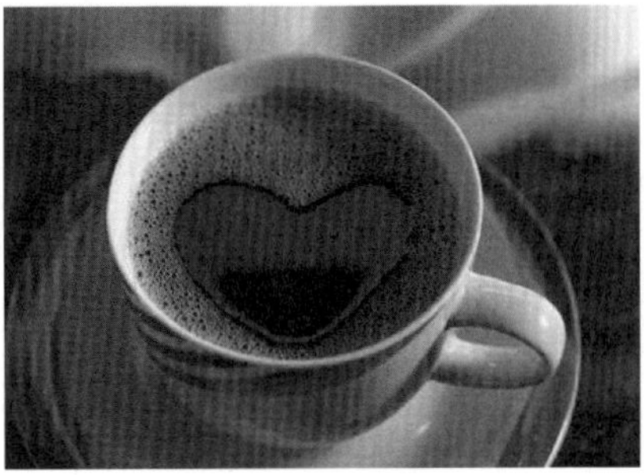

由於咖啡中所含的咖啡因對中樞神經的興奮作用，會加重失眠患者的病情，故不宜食。小兒臟腑嬌嫩，發育尚未健全，常飲咖啡會使小兒神經系統的發育受到影響，甚至出現神經系統活動紊亂的症狀，故當忌之。咖啡因對胎兒的發育也不利，可導致嬰兒肌肉張力降低，肢體活動能力差，甚至出現弱智或癡呆。

據加拿大蒙特利爾的學者在對三百三十一名經歷流產的婦女進行研究後發現，懷孕期間飲用咖啡，會增加流產的危險，尤其是在懷孕早期，更是禁忌多飲咖啡。

經研究，咖啡因有使膽固醇增高的作用，可導致與動脈有關的低密度脂蛋白增多，所以，冠心病人忌之。咖啡因對交感和副交感神經均有興奮作用，飲用後可導致胃酸等消化液增多，從而加重消化道潰瘍患者的病情，故不宜食。在服用利特靈、異煙肼等單胺氧化酶抑制劑後，若再飲用咖啡，則容易出現噁心、嘔吐、腹瀉、腹痛、頭痛、頭暈，心律失常等症狀，所以也不宜同時服食咖啡。

●咖啡與酒相剋

有些人喝完酒後，喜歡再喝幾杯咖啡，以為這樣可以醒酒。實際上，酒與咖啡同飲，是違背科學的。

這是因為，酒精能毒害人體的一切細胞。一個人如果飲用七十五至八十毫升的酒精，便會發生中毒，飲用二百五十至五百毫升的酒精就能致死。

咖啡的主要成分是咖啡因，適當的飲用，具有興奮、提神和健胃的作用，飲用過量，同樣可引起中毒。如果酒精與咖啡同飲，猶如火上澆油，會加重對大腦的傷害，並能刺激血管擴張，加快血液循環，極大地增加心血管負擔，造成的危害超過單純喝酒的許多倍，甚至會危及生命。

所以，酒與咖啡不可同飲，即使酒後要喝咖啡，也要間隔二至三個小時。

五、牛奶

牛奶為完全蛋白質食品，其中百分之四十為乳酪蛋白，其次為乳清蛋白。後者的含硫量比例相當於雞蛋清；乳糖含量為百分之五，奶油中含視黃醇、維生素D較多。此外還含有維生素（B_1、B_2、B_6、C、P）、泛酸等。在人體必需的氨基酸中，牛奶含蛋氨酸和賴氨酸尤為豐富，這些都是植物蛋白所缺乏的。

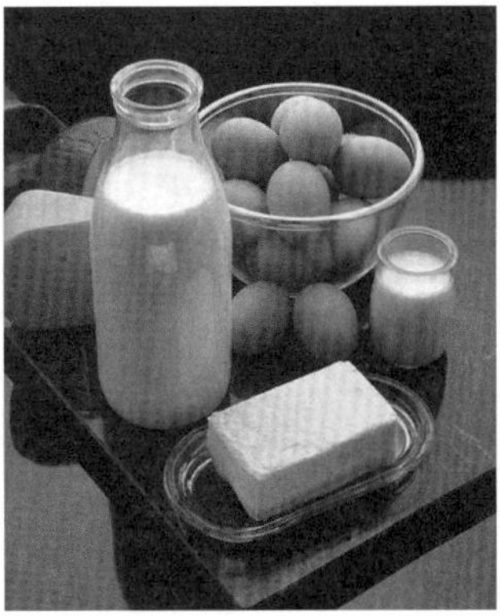

牛奶性平，味甘。具有補虛損、益肺胃、生津潤腸等功效。適宜體質羸弱，氣血不足，營養不良，以及病後體虛之人食用；適宜噎嗝之人，包括食道癌患者食用；適宜老年人便秘者食用；適宜兒童生長發育期食用；適宜糖尿病患者食用；適宜乾燥綜合徵患者食用；適宜高血壓病、冠心病、動脈硬化、高血脂症者食用。

唐・孫思邈：「牛乳，老人煮食有益。」《本草綱目》：「牛乳，老人煮粥甚宜。」元・朱丹溪：「反胃噎膈，大便燥結，宜牛、羊乳時時咽之。」《重慶堂隨筆》：「牛乳滋潤補液，宜於血少無痰之證。」《本草經疏》：「牛乳乃牛之血液所化，其味甘，其氣微寒無毒。甘寒能養血脈，滋潤五臟，故主補虛餒，止渴。」《隨息居飲食譜》：「善治血枯便燥，反胃噎膈，老年火盛者宜之。」

平素脾胃虛寒，腹脹便溏者忌食；素有痰濕積飲者忌食。牛乳忌與酸性果汁（如山楂汁、橘子汁等）一同食用，因牛奶內酪蛋白較多，遇到酸性果汁後常結成較大的凝塊而影響消化吸收，還會引起腹脹、噁心、嘔吐，服四環索期間忌食牛奶，因牛奶中含有鈣，四環素遇鈣離子就會發生絡合反應，生成金屬絡合物，可影響四環素在體內吸收，從而降低四環素抗菌效力。《本草拾遺》：「牛乳與酸物相反，令人腹中癥結，患冷氣人忌之。合生魚食作瘕。」《本草經疏》：「脾虛作瀉者不得服。」《本草滙言》：「膈中有冷痰積飲者忌之。」

牛奶中的賴氨酸，在高溫下能與果糖生成果糖基賴氨酸；這是有毒物質，會對人體產生危害。所以在煮牛奶時，不宜預先加糖，應在煮沸後，稍稍冷卻，再加糖為好。

●牛奶與酸性飲料相剋

《本草綱目》引述：陶弘景曰：「牛奶與酸物相反。」牛奶是一種膠體混合物，具有兩性電解質性質。即在酸性介質中以複雜的陽離子態存在，在鹼性介質中以複雜的陰離子態存在，在等電離點時以兩性離子態存在。蛋白質在等電離時溶解度最小

（鮮牛奶的pH值一般在六・七至六・九），如pH值下降到四・六時，酪蛋白就會沉澱。

凡酸性飲料，都會使牛奶的pH值下降，使牛奶中的蛋白質沉澱而凝結成塊，不利於消化吸收。所以，牛奶中不宜加酸性飲料如酸梅湯、橘汁、檸檬汁等。同樣，在沖食奶粉時也不宜加酸梅晶、山楂晶等作為調味品。

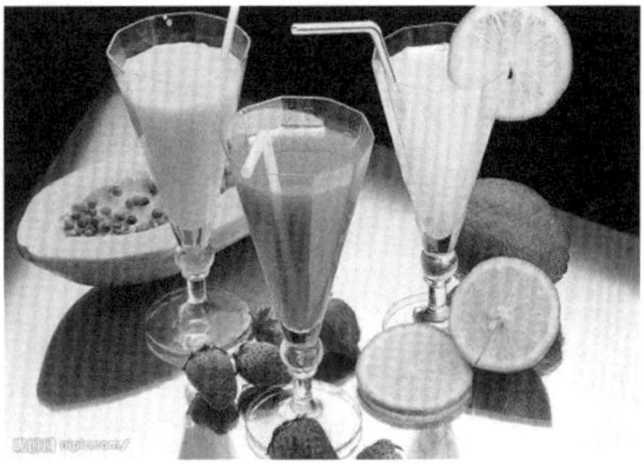

●牛奶與果汁相剋

牛奶中的蛋白質百分之八十為酪蛋白，牛奶的酸鹼度在四・六以下時，大量的酪蛋白便會發生凝集、沉澱，難以消化吸收，嚴重者還可能導致消化不良或腹瀉。所以牛奶中不宜添加果汁等酸性飲料。

●牛奶與橘子相剋

牛奶是一種高蛋白質飲料，不僅是老幼的最佳食品，同時對慢性疾病具有補充營養和輔助治療作用。但在日常生活中，有不少人在飲牛奶後，吃一些橘子。據實驗表明，這種飲食法是不科學的。

這是因為，牛奶在進入胃和十二指腸以後，其中的蛋白質與胃蛋白酶和胰蛋白酶結合，然後進入小腸。若此時吃橘子，會使牛奶中的蛋白質與果酸及抗壞血酸凝固成塊，反而影響了消化吸收，容易導致腹脹、腹痛、腹瀉等症狀的產生。

所以，牛奶忌與橘子同食。

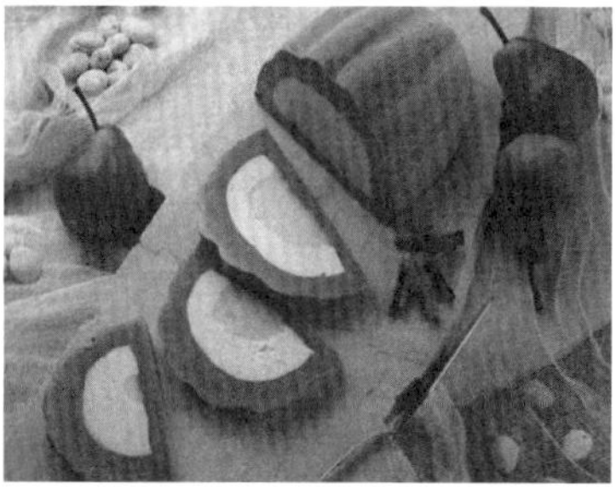

●牛奶與巧克力相剋

牛奶和巧克力都是高級營養食品，但若同時食用，不但毫無益處，反而有害於健康。

這是因為，牛奶富含蛋白質和鈣質，而巧克力被確認為能源食品，含有草酸。如果牛奶與巧克力同食，則牛奶中的鈣與巧克力中的草酸就會結合成草酸鈣。若長期使用，可造成頭髮乾枯、腹瀉，出現缺鈣和生長發育緩慢等現象。

因此，牛奶與巧克力，不宜同時食用。但若間隔開分別食用則無妨。

●牛奶加熱與糖相剋

牛奶為完全蛋白，其中的賴氨酸在高溫下與果糖結合生成果糖基賴氨酸，不易被人體消化。食用後會出現腸胃不適、嘔吐、腹瀉病症，影響健康。因此，鮮牛奶在煮沸時不要加糖，煮好牛奶後等牛奶稍涼以後再加糖。

●牛奶與鈣粉相剋

牛奶中的蛋白質主要是酪蛋白，酪蛋白的含量約占蛋白質總含量的百分之八十三。如果喝牛奶時加入鈣粉，牛奶中的酪蛋白就會與鈣離子結合，使牛奶出現凝固現象，在加熱時，牛奶中的其他蛋白也會與鈣發生沉澱。而牛奶中本已含有豐富的鈣，且與牛奶中的其他成分保持著合理的天然結構，沒有久放及其他條件的作用，還不會發生沉澱。

所以，牛奶中禁加入鈣粉，以免不利健康。

●牛奶與米湯相剋

實驗研究表明，若將牛奶與米湯摻後分別置入各種溫度下，將導致視黃醇大量損失，嬰幼兒若長期攝取視黃醇不足，將會導致發育緩慢，體弱多病。

所以，餵養嬰幼兒時應將牛奶和米湯分開。

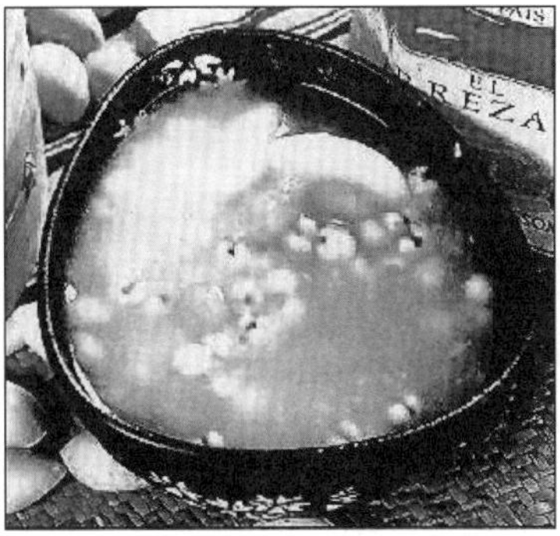

國家圖書館出版品預行編目資料

怎樣配吃最健康——不可錯配的食物／郭武備　編著
——初版，——臺北市，大展，2009〔民 98 . 11〕
面；21 公分 ——（健康加油站；35）
ISBN　978－957－468－716－9（平裝）
1. 食物　2. 健康飲食
411 . 3　　98016366

【版權所有・翻印必究】

怎樣配吃最健康——不可錯配的食物

編　　著／郭 武 備
發 行 人／蔡 森 明
出 版 者／大展出版社有限公司
社　　址／台北市北投區（石牌）致遠一路 2 段 12 巷 1 號
電　　話／（02）28236031・28236033・28233123
傳　　眞／（02）28272069
郵政劃撥／01669551
網　　址／www.dah-jaan.com.tw
E－mail／service@dah-jaan.com.tw
登 記 證／局版臺業字第 2171 號
承 印 者／傳興印刷有限公司
裝　　訂／建鑫裝訂有限公司
排 版 者／弘益電腦排版有限公司
初版 1 刷／2009 年（民 98 年）11 月

定　價／200 元

●本書若有破損、缺頁請寄回本社更換●

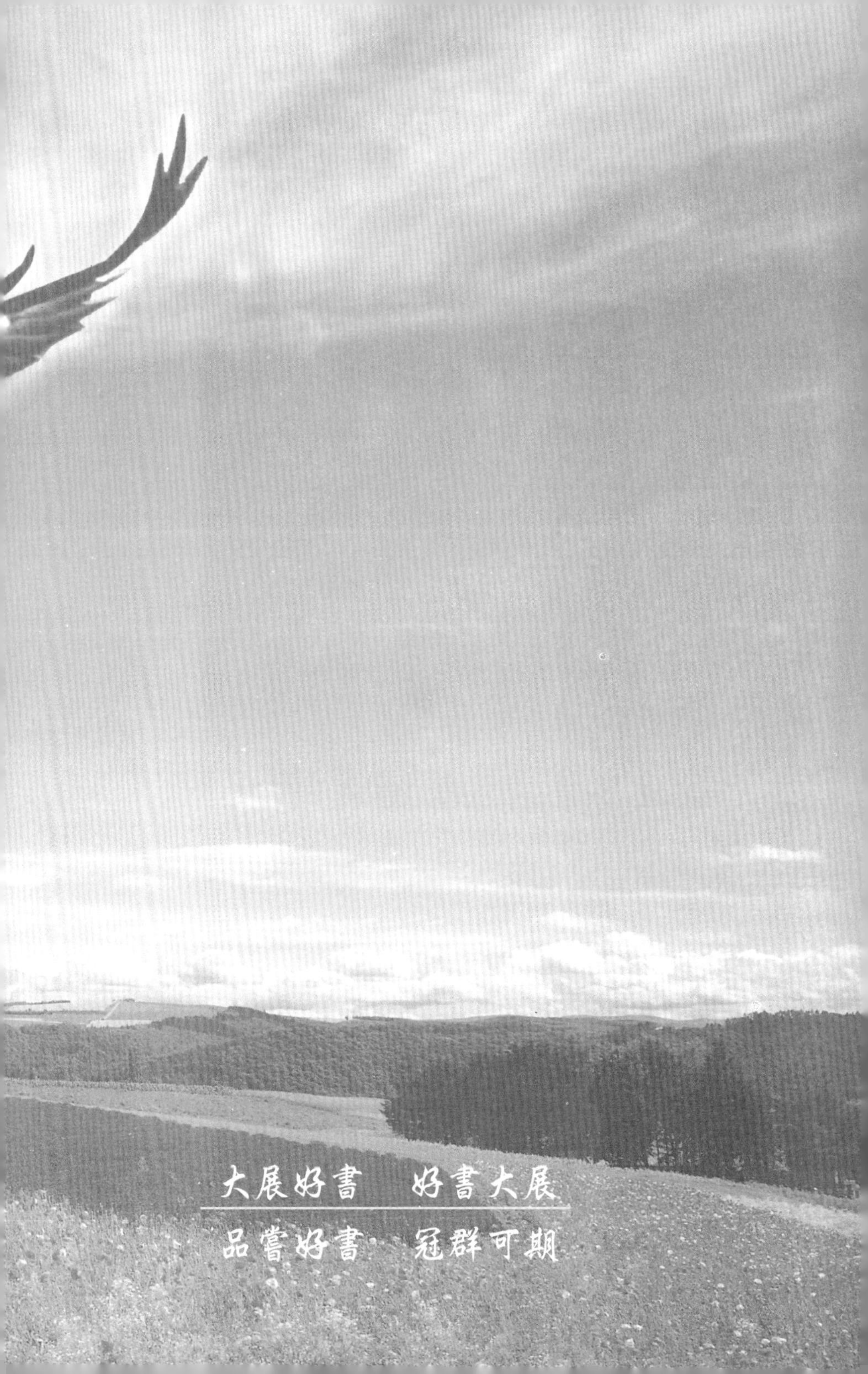
大展好書　好書大展
品嘗好書　冠群可期

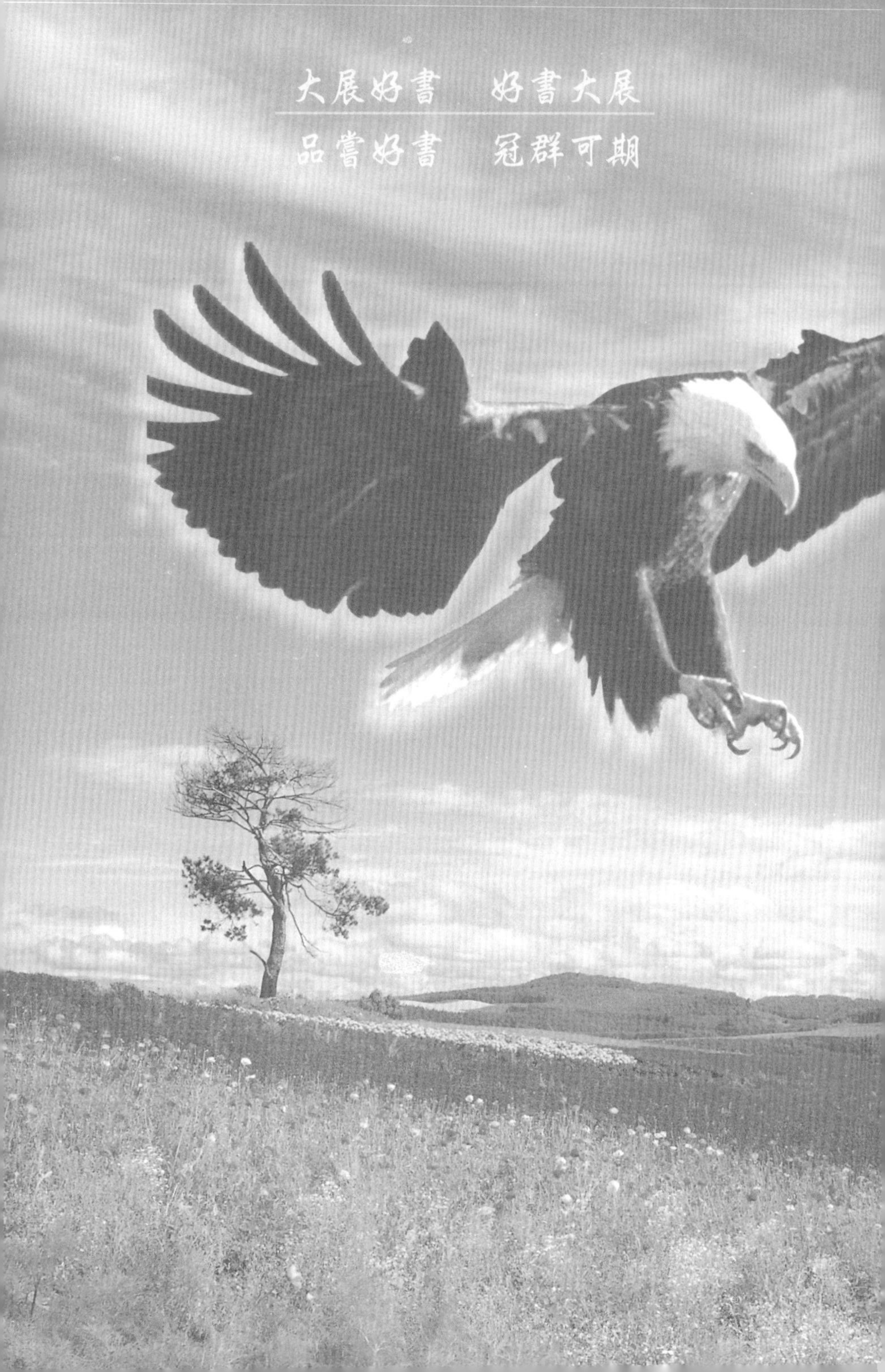
大展好書　好書大展
品嘗好書　冠群可期